科学喂养宝宝壮

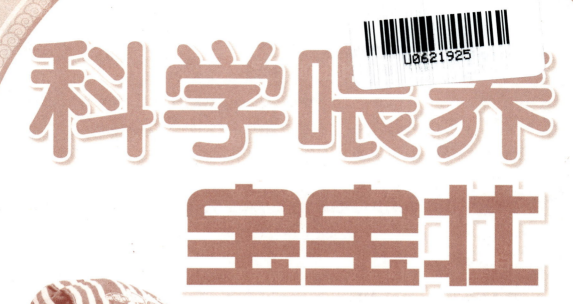

李月英 编著

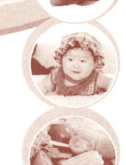

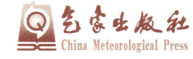
气象出版社
China Meteorological Press

内容简介

本书根据 0～3 岁婴幼儿生长发育的阶段性特点，介绍了每个阶段的食谱设计要点，并为妈妈们提供了实用方便的宝宝食谱，可以按照步骤轻松操作，为宝宝烹制丰富多彩的美食。更有 20 余种适合宝宝的明星食物以及为宝宝补充多元营养的科学方案。本书还为父母们提供了各种婴幼儿常见病食疗方法以及阐述了如何培养健康的饮食习惯，如何对待宝宝的挑食与偏食等最受关注的问题。

图书在版编目（CIP）数据

科学喂养宝宝壮/李月英编著．－北京：气象出版社，2010.10
ISBN 978-7-5029-5026-2

Ⅰ．①科…　Ⅱ．①李…　Ⅲ．①婴幼儿－哺育　Ⅳ.①TS976.31

中国版本图书馆CIP数据核字(2010)第155352号

Kexue　Weiyang　Baobaozhuang

科学喂养宝宝壮

出版发行：气象出版社
地　　址：北京市海淀区中关村南大街46号　　　　邮政编码：100081
总 编 室：010-68407112　　　　　　　　　　　发 行 部：010-68409198
网　　址：http://www.cmp.cma.gov.cn　　　　　 E-mail：qxcbs@263.net
责任编辑：张锐锐　　　　　　　　　　　　　　　终　　审：朱文琴
封面设计：冯　静　　　　　　　　　　　　　　　责任技编：吴庭芳
印　　刷：北京京科印刷有限公司
开　　本：700 mm×1000 mm 1/16　　　　　　　印　　张：16.5
字　　数：300千字
版　　次：2010年10月第1版　　　　　　　　　　印　　次：2010年10月第1次印刷
定　　价：29.00元

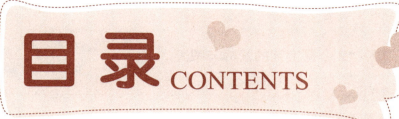

目录 CONTENTS

第一篇 0~3岁宝宝营养与喂养

第二篇 宝宝成长所需的明星食物

第三篇 保证宝宝健康的多元营养素

附录：宝宝健康美味大放送（适合3～5个月宝宝的健康食谱）

0～3岁宝宝营养与喂养

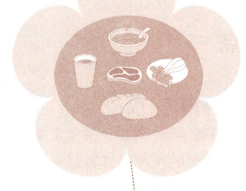

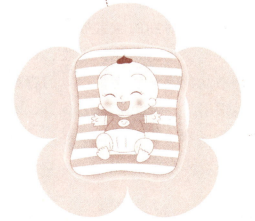

第一章 0~3 个月宝宝的营养与喂养

日营养需求

能量	蛋白质	脂肪	烟酸	叶酸
397千焦/千克体重（非母乳喂养加20%）	1.5~3克/千克体重	占总能量的40%~50%	5毫克	25微克
维生素A	维生素B₁	维生素B₂	维生素B₆	维生素B₁₂
375国际单位	0.1毫克	0.4毫克	0.5毫克	0.3微克
维生素C	维生素D	维生素E	钙	铁
20~35毫克	300~400国际单位	3国际单位	400毫克	0.3毫克
锌	硒	镁	磷	碘
3毫克	15微克	40毫克	150毫克	40微克

~28天宝宝食谱设计要点

这个时期的宝宝被称为"新生儿"。他的消化、吸收、代谢调节功能都没有完善，胃的容量也很小，一般仅为25~50毫升，因此需多次、少量进行喂养，最好的食物就是母乳。

■ 喂养指导

对于出生1个月以内的宝宝来说，最理想的营养来源莫过于母乳了。此阶段宝宝消化吸收能力还不强，母乳中各种营养无论是数量比例，还是结构形式，都最适合小宝宝食用。

如果母乳不足或完全没有，就要选择相应阶段的配方奶粉，定时定量喂哺。配方奶粉中营养成分与母乳十分接近，基本能满足宝宝营养需要。

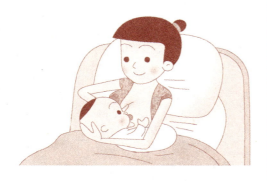

■ 特别提示

新生儿出生后半小时内就要与母亲进行皮肤接触了，当婴儿觉得饥饿或妈妈觉得奶胀时，必须喂奶。研究发现，宝宝出生后半小时内吸吮反射最强，所以即使没有乳汁也要让宝宝吸吮乳房，不但可以尽早建立催乳反射和排乳反射，促进乳汁分泌，有利于妈妈子宫收缩，帮助身体恢复，对宝宝的心理发育也大有益处。

■ 宝宝喂养一日食谱

母乳喂养为主。母乳确实不足时，可以采用混合喂养方式。

应根据宝宝需求进行喂哺，即"按需哺乳"，每天哺乳10~12次。

■ 贴心提示

宝宝如果患有苯丙酮尿症、半乳糖血症等疾病，不能进食母乳。

妈妈如有严重的心脏病、心功能不全、肾脏疾病、肝脏疾病、精神病、癫痫病等均不宜哺乳。另外，妈妈如果患有艾滋病、乙型肝炎等病毒感染疾病，也不能哺乳，以免引起宝宝感染。

■ 饮食习惯培养

尽管新生儿的胃容量小，但消化乳类能力很强，所以喂奶次数应以新生儿饥饱状态决定。因此，当新生儿睡不实，眼球开始转动，出现觅食反应，并有饥饿啼哭，而母亲也自觉乳房胀痛时，就应开始哺喂，哪怕距上次哺乳才一两个小时也要喂，这种喂养叫"按需哺乳"；婴儿出生3周以后，就可以根据需要形成有规律的哺乳，若距上次哺乳未满两小时，就不必哺喂。

② 个月宝宝食谱设计要点

此时宝宝进入一个快速生长时期，对各种营养需求也迅速增加。生长发育所需热能占总热量的 25%～30%，每天热量供给约需397.7千焦/千克体重。

此阶段继续提倡母乳喂养。如果母乳量足，完全可以不添加其他配方奶粉。如果母乳不足或者由于妈妈体力不支，不能完全母乳喂养时，首先应当选择混合喂养，采取补授法。当补授法也不能坚持时，再采用代授法。

■ 喂养指导

宝宝出生的头几个星期里，母婴之间要建立起恰如其分的喂养方式，宝宝要以频繁地吸吮来刺激母亲乳汁分泌。宝宝吃得越频繁，乳汁分泌量越旺盛。在大约三个星期和六个星期，宝宝会经历"猛长期"，需要的养料比平常多，也会通过频繁吸吮来提高母乳分泌量。这是大自然安排好的供需关系，因此母亲要在宝宝需要时及时喂奶。

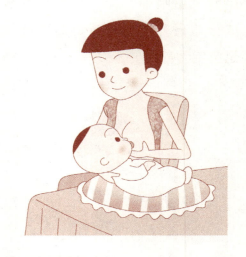

■ 特别提示

妈妈在哺乳期间一定要补充丰富的营养和能量，保证母乳喂养。母乳喂养的宝宝，不要在喂奶期间加喂糖水或牛奶，否则，会减少宝宝吃母乳的次数，减弱宝宝的饥饿感，宝宝的饮食习惯会被打乱，使母乳分泌相应减少，最后导致母乳不足。

■ 宝宝喂养一日食谱

母乳充足时，每3小时喂奶1次，一天喂7次。

■ 专家提示

怎样知道乳汁不足？①妈妈感觉乳房空，②宝宝睡不香甜，吃奶后不久就哭闹，来回转头找乳头，③宝宝大小便次数少，量少。④宝宝体重增加或增长缓慢。⑤宝宝吃奶时间长，用力吮吸却听不到连续的吞咽声。

■ 饮食习惯培养

为了给宝宝提供有营养的乳汁，妈妈也应注意自己的饮食，哺乳妈妈应适当多吃牛奶、鸡蛋、鱼类、瘦肉及豆制品等食品，此外，摄入水果、新鲜蔬菜和足够的水分也十分必要，酒酿加糖煮鸡蛋对增加乳汁的分泌有一定效果。

3 个月宝宝食谱设计要点

这个阶段应继续提倡母乳喂养，如果母乳确实不能满足宝宝的需要，不足的部分可先用补授法进行混合喂养，如果根本没有母乳或无法进行母乳喂养，才考虑进行人工喂养。

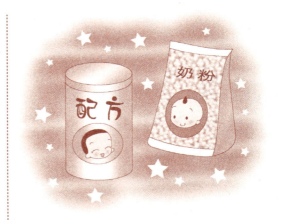

■ 喂养指导

对于母乳来说，第三个月是非常关键的时期。婴儿在这一时期里生长发育是很迅速的，食量增加。到3个月的时候，好多妈妈会觉得奶水不够了，因为宝宝这个时候需求量大、吃得多、老要吃，怎么增加奶量呢？作为母亲来说，一定要宝宝经常吸吮，这是一种刺激，这种刺激可以促进妈妈的大脑分泌催乳激素，促进乳汁分泌，如果不加以刺激，奶水果真就没了，宝宝如果要吸，就老让他吸。如果没有奶了，要用配方奶粉来哺喂宝宝，而不能使用鲜牛奶。

■ 特别提示

准备喂奶时，妈妈要洗手，用温开水清洗乳头并用清洁毛巾擦干，哺乳前先用手挤压乳头，挤出几滴乳汁，然后再开始哺乳。哺乳期间的妈妈要注意卫生，勤洗澡，勤换衣服。

■ 宝宝喂养一日食谱

母乳充足时，每三个半小时喂奶一次，一天喂6次。

■ 专家提示

由于此时宝宝的胃肠道尚未发育成熟，开始喂奶时容易出现吐奶现象，每次喂奶结束后，妈妈应抱起宝宝，将宝宝的头靠在自己肩上，轻轻拍打宝宝的背部，几分钟后，让宝宝打几个嗝。将喝奶时吞入的空气吐出后，再将宝宝放到床上。但要右侧卧，头较高。饭后1小时左右，

如果宝宝出现喷射性呕吐，需及时就医。

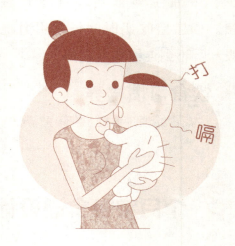

■ 饮食习惯培养

哺乳时，宝宝常会吃着吃着就睡着了，此时妈妈可以轻轻捏捏宝宝的耳垂，将他弄醒，继续哺乳，不要让宝宝养成含着乳头睡觉的不良习惯，妈妈也不能在哺乳时睡觉，以免乳房堵住宝宝的口、鼻，导致宝宝呼吸困难或窒息。

给 妈妈的营养食谱

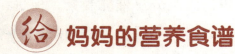

🥄 猪蹄鲫鱼汤

主料：猪蹄、鲫鱼。

辅料：枸杞、花生、莲子。

制作要点：

1.将鲫鱼去鳞、内脏，猪蹄洗

净切成6~8块；

2.一起放入锅中，再放入枸杞、莲子、花生；

3.放水、武火、水开后改小火炖两小时即可。

功效：母乳是宝宝最珍贵的营养食品，有的妈妈产后缺乳，一定非常着急，可以试一下常用的比较有效的下奶食谱。

仔鸡虾仁汤

主料：童子鸡600克，虾仁50克。

辅料：枸杞子20克。

调料：大葱3克，盐2克，姜3克，江米酒2克。

制作要点：将鸡去毛和内脏洗净。鸡肚内放入虾仁、枸杞及各种调料，用针线缝好鸡肚，入蒸笼蒸30分钟即熟。

功效：含有蛋白质、脂肪、维生素、卵磷脂和多种无机盐，补虚养身。

清炖乌鸡

主料：乌鸡肉500克，党参、枸杞子各15克，黄芪25克，葱段、姜片各适量。

调料：盐，料酒各适量。

做法：

1.乌鸡洗净切碎，与葱段、姜片、盐、料酒等拌匀。

2.上面铺党参、黄芪、枸杞，隔水蒸20分钟即可。

冬瓜绿豆排骨汤

主料：排骨，绿豆，冬瓜。

配料：姜片三四片。

做法：

1.排骨洗净后，用热水焯一下捞出，放在装有清水的砂锅里。

2.将绿豆、姜片放进砂锅，开火后转小火继续煲三个小时。

3.关火加适量盐后，把切成片的冬瓜放在砂锅里，开火再把冬瓜煲熟即食。

鲫鱼通草汤

主料：鲜鲫鱼1尾，黑豆芽30克，通草3克。

配料：精盐适量。

做法：

1.将鲫鱼去鳞、鳃、内脏，洗净；黑豆芽洗净。

2.锅置火上，加入适量清水、放入鱼，用文火炖煮15分钟后，加入豆芽、通草、精盐，等鱼熟汤成后，去豆芽、通草，即可食鱼饮汤。

功效：通草有通乳汁的作用。通草与消肿利水、通乳的鲫鱼、豆芽共煮制汤菜，具有温中下气、利水通乳的作用。主治妇女产后乳汁不下以及水肿等症。

第二章 4~6 个月宝宝的营养与喂养

每日营养需求

能量	蛋白质	脂肪	烟酸	叶酸
397千焦/千克体重（非母乳喂养加20%）	1.5~3克/千克体重	占总能量的40%~50%	5毫克	25微克
维生素A	维生素B$_1$	维生素B$_2$	维生素B$_6$	维生素B$_{12}$
375国际单位	0.1毫克	0.4毫克	0.5毫克	0.3微克
维生素C	维生素D	维生素E	钙	铁
20~35毫克	300~400国际单位	3国际单位	400毫克	0.3毫克
锌	硒	镁	磷	碘
3毫克	15微克	40毫克	150毫克	40微克

4 个月宝宝食谱设计要点

有的宝宝4个月时就长出了第一颗牙。出牙前，牙龈会出现红肿，宝宝口水增多，由于不舒服，他的脾气会变得暴躁，常哭闹，这时给一些食物让他咬着，有助于牙齿的生长。4个月宝宝的体内铁、钙、叶酸和维生素等营养元素会相对缺乏，应加入含有这类营养成分的辅食。

■ 喂养指导

这个阶段宝宝的主食仍应以母乳和配方奶为主，还需要积极给宝宝增加辅食，以保持营养的摄入量。还要注意补充宝宝体内的维生素C和矿物质，除了果汁和新鲜蔬菜水以外，还可用菜泥来代替菜水，以锻炼宝宝的消化功能。

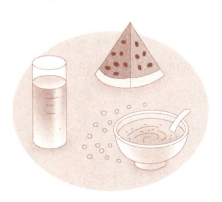

■ 特别提示

宝宝的辅食以流食、半流食为宜，制作时保持清洁与卫生，最开始时应加工得越细越小越好，随着宝宝不断地适应和身体发育，逐渐变粗变大，如果开始做得过粗，会使宝宝不易适应并产生抗拒心理。

■ 宝宝喂养一日食谱

时间	食物类型
早上6:00	母乳或配方奶120~150毫升
上午8:00	鲜橙汁或番茄汁80毫升
上午10:00	营养米粉5克
中午12:00	新鲜水果汁或蔬菜汁80毫升
下午2:00	母乳或配方奶120~150毫升
下午5:30	水果泥20克
晚上10:00	母乳或配方奶120~150毫升
凌晨1:00	母乳或配方奶120~150毫升
鱼肝油	每日1次，参照说明或遵医嘱

■ 专家提示

每添加一种辅食，第1天喂1勺、2勺，然后逐渐加量至半碗。需要7天的适应观察期，等到宝宝完全习惯之后，再添加下一种食物，添加辅食后，要注意观察宝宝的大便情况，如有异常要暂缓添加，当宝宝生病或天气炎热时，也应暂缓添加辅食。

■ 饮食习惯培养

宝宝从喝奶转而吃辅食的过程中，不少父母都有宝宝不肯吃辅食的困扰，给妈妈几个建议：①不要强迫宝宝；②改变烹饪方式；③为宝宝准备一套专属的儿童餐具，吸引宝宝的注意力；④多鼓励宝宝；⑤多一些耐心。

⑤ 个月宝宝食谱设计要点

宝宝长到5个月以后，开始对乳汁以外的食物感兴趣了，即使5个月以前完全采用母乳喂养的宝宝，到了这个时候也会开始想吃母乳以外的食物了。

■ 喂养指导

很多妈妈在宝宝刚进入断奶期阶段，往往不知道该喂宝宝什么食物，其实只要选择宝宝容易习惯的食物就可以，如过滤的果汁、蔬菜汤或米粥等。

在宝宝情绪好的日子里开始给宝宝喂断奶食物。刚开始时建议给宝宝喂些谷类，特别是喂

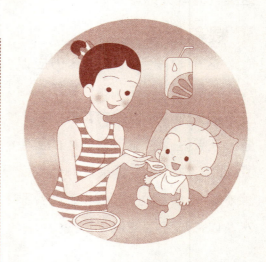

粥为宜，因为这样不会对宝宝肠胃造成负担，而且也是婴儿比较容易习惯的味道。把粥煮软后研碎，用小勺喂给宝宝。可以选择购买婴儿营养米粉，加入热水后即可冲调成光滑的米粥。食量增

加的同时，宝宝的大便形状也会改变，有时会出现便秘和腹泻，只要宝宝情绪和食欲好，就不必担心。

■ 特别提示

这个阶段除了继续观察皮肤和粪便情况之外，也要慎重选择水果，不要给宝宝口感太强烈的品种，如：榴莲、荔枝、芒果等。给予果汁的时间最好是在白天，以利于宝宝出现过敏反应或不适症状时，父母能有足够的时间寻求医生帮助。

■ 宝宝喂养一日食谱

时间	食物类型
早上6:00	母乳或配方奶150～200毫升
上午9:00	米糊或婴儿营养米粉20克
上午11:00	新鲜蔬菜泥20克
中午12:30	母乳或配方奶150～200毫升
下午4:00	鸡蛋羹10克
下午5:30	菜水60毫升
晚上8:00	母乳或配方奶150～200毫升
夜间12:00	母乳或配方奶150～200毫升
鱼肝油	每日1次，参照说明或遵医嘱

■ 专家提示

有些宝宝身体素质较差，父母由于担心宝宝生病，常会给宝宝喂点药物以预防疾病，其实这种做法是错误的。此时宝宝的肝脏和肾脏尚未发育完全，肝脏的解毒能力和肾脏的排泄能力还不够，对药物的解毒和排泄恰恰是在肝脏和肾脏内进行的，经常喂食药物会影响宝宝的生长发育，而且药累积在体内，更容易引起各种不适。

■ 饮食习惯培养

5个月大的宝宝，一般每4个小时喂奶一次，每天吃4～6餐，其中包括一次辅食。每次喂食的时间应控制在20分钟以内，在两次喂奶中间要喂适量水和果汁。这个月辅食的品种可以更加丰富，以便让宝宝适应各种辅食的味道。

添加辅食应是一件快乐的事，开始并不习惯时，不要勉强，即使宝宝只吃了一口，也是值得鼓励的，要把宝宝抱起来抚慰一番，进行表扬，慢慢地，宝宝会对吃饭越来越有兴趣的。

6 个月宝宝食谱设计要点

6个月以内的宝宝具有强烈的挺舌反射，如果喂入固体食物，宝宝会下意识地将之推出口外，但随着宝宝的长大，生来具有的挺舌反射会逐渐被吞咽反射取代，此时可喂些碎菜、碎肉等固体食物，让宝宝逐渐适应吞咽。由于宝宝食量太小，单独为宝宝煮粥或做烂面条比较麻烦，可以选用市场上销售的各种此月龄宝宝食用的调味粥、营养粥等，既有营养又节省制作时间。

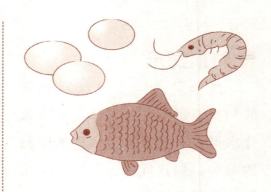

■ 喂养指导

从第6个月起，宝宝身体需要更多的营养物质和微量元素，这个月的辅食当中，蛋黄可增加至1个，如果宝宝排便正常，粥和菜泥可多加一些，并且可以用水果泥代替果汁，已出牙的宝宝可以吃些饼干，以锻炼咀嚼能力。吃配方奶粉的宝宝应喂些鱼泥、肝泥。鱼应选择刺少的鱼，猪肝、鸡肝都可用来制作肝泥。

■ 特别提示

宝宝的生长发育需要补充各种营养，此时父母要有针对性地补充辅食，用容易消化吸收的鱼泥、豆腐等补充蛋白质；继续增加含铁高的食物的量和品质，蛋黄可由1/2个逐渐增加到1个，并适量补给动物血制品，增加宝宝乳儿糕及土豆、红薯、山药等薯类食品，以扩大淀粉类食物品种。

8个月前宝宝消化系统发育还不完善，肠壁的通透性较高，这时不宜喂蛋清。鸡蛋清有时能通过肠壁直接进入宝宝血液中，使宝宝机体对异体蛋白分子产生过敏反应，导致湿疹、荨麻疹等疾病。因此，8个月前宝宝不能喂蛋清，应只吃蛋黄。

■ 宝宝喂养一日食谱

时间	食物类型
早上6：00	母乳或配方奶150～200毫升
上午8：00	果汁：鲜橙汁或番茄汁80毫升
上午10：00	营养米粉：鸡蛋米粉20克，蛋黄10克
中午12：30	母乳或配方奶150～200毫升
下午2：00	水果泥适量
下午4：00	蔬菜汁80毫升
晚上6：00	母乳或配方奶150～200毫升
晚上10：00	母乳或配方奶150～200毫升
凌晨2：00	母乳或配方奶150～200毫升
鱼肝油	每日1次，参照说明或遵医嘱

■ 专家提示

宝宝长期吃过咸的辅食，体内钠的含量增加，会影响钾在体内的分布，致使机体内钠、钾比例失调，发生新陈代谢紊乱。因此，宝宝的辅食以清淡为宜，稍微有点咸味即可。

给婴儿做食物要注意：

1. 所需原料互相搭配以便营养成分互补。

2. 所需蔬菜水果要新鲜、干净，并要煮3～5分钟。

3. 为便于婴儿吞咽食物，可做得稀一些。

4. 彻底清洁厨房和做食物的用具，以免污染婴儿食品。

5. 不要让婴儿吃上顿剩下的食物。

■ 饮食习惯培养

增加半固体的食物，如米粥或面条，一天只加一次，最多两次。因为粥的营养价值与牛奶、母乳相比要低得多，米粥中还缺少宝宝生长所必需的动物蛋白。因此，最好做成蛋黄粥、鱼肉粥、肝末粥等来给宝宝食用，不要给宝宝吃汤泡饭。

要每隔10天给宝宝称一次体重，如果体重增加不理想，奶量就不能减少。如果体重正常增加，每天可以停喂一次母乳或牛奶。

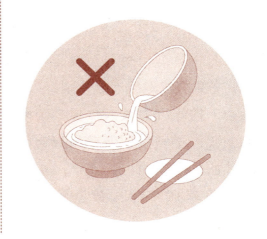

宝宝爱吃的营养食谱

浓米油

材料：精选粳米100克。

做法：

1.粳米淘好后，加水大火煮开，调小火慢慢熬成粥。

2.粥好后，放3分钟。用勺子舀取上面不含饭粒的米汤，放温即可喂食。

营养师叮咛：粳米富含淀粉、维生素B_1、矿物质、蛋白质等，提炼出了粥精华的米油作为宝宝母乳或牛奶之外的辅食很相宜。

鲜果时蔬汁

材料：黄瓜1根，胡萝卜1根，芒果1个，白糖适量。

做法：

1.将黄瓜、胡萝卜洗干净切段，芒果去皮取果肉。

2.榨汁机内放入少量矿泉水和黄瓜、胡萝卜以及芒果果肉，榨汁加白糖拌匀即可。

营养师叮咛：黄瓜的维生素和纤维素含量都很高，芒果和胡萝卜中除了含有丰富的食物纤维外，还有大量的胡萝卜素，这有助于宝宝的新陈代谢和改善视力。而极为丰富的维生素可以提高宝宝机体免疫力。

轻松做：给小婴儿喝的蔬菜汁不要太浓，最好以1：1的比例兑水，在蔬菜汁里对入牛奶，做成牛奶果蔬汁也是个不错的选择。

胡萝卜汤

材料：胡萝卜3根，盐少许，高汤适量。

做法：

1.胡萝卜洗净切成片，待用。

2.取汤锅一个，放入高汤与胡萝卜片同煮约10分钟，胡萝卜煮熟，加盐少许，搅拌均匀即可。

轻松做：可用榨汁机将胡萝卜榨成浆，加入高汤内煮成胡萝卜汤。如果宝宝不喜欢，可以掺入牛奶同食。

🥣 香蕉土豆泥

材料：香蕉1根，土豆半个，草莓几颗，白糖少许。

做法：

1.香蕉去皮，用汤匙捣碎。土豆洗净去皮，蒸至熟软，压成泥状，放凉备用。

2.将香蕉泥与土豆泥混合，摆上草莓，撒上白糖即可。

营养师叮咛：香蕉土豆泥内富含叶酸，多摄取叶酸食物，对于婴儿血管神经的发育有帮助。

🥣 水果藕粉

材料：藕粉，苹果(桃、杨梅)各适量。

做法：

1.将藕粉和水调匀，水果切成极细的末待用。

2.将藕粉倒入锅内，用微火慢慢熬煮，边熬边搅拌，直到熬至透明为止，最后加入切碎的水果，稍煮即可。

营养师叮咛：藕粉含维生素B、维生素C、蛋白质，水果含有丰富的碳水化合物、钙、磷、铁、锌剂维生素C等多种营养素。

🥣 鱼肉松粥

材料：小米50克，鱼肉松30克，菠菜20克。

做法：

1.将小米淘洗干净，放入锅中，倒入水用大火煮开，改小火熬至黏稠状。

2.菠菜洗干净，用开水烫过后切成碎末，放入粥内，加入鱼肉松，边搅边煮几分钟即可。

营养师叮咛：此粥富含优质蛋白质，碳水化合物及钙、磷、铁和维生素等，是宝宝补充蛋白质和钙质的良好来源。

🥣 蛋黄粥

材料：熟蛋黄1个，大米100克。

做法：将米淘好，加水煮成粥，将蛋黄掰碎，放入粥里，煮开即可。

营养师叮咛：妈妈在喂食时可以舀取稀一点的粥，不要让宝宝吃米。蛋黄中脂肪和胆固醇的含量都比较高，无机盐、钙、磷、铁和维生素也比较集中。所以蛋黄是婴幼儿摄取铁等发育必需元素的很好来源。另外它还含有较多的维生素A、维生素

D和维生素B$_2$，可以预防宝宝患夜盲症。

苹果红薯糊

材料：红薯50克，苹果50克。

做法：

1.将红薯洗干净，去皮，切碎，将苹果洗净，去皮去核，切碎备用。

2.将红薯块与苹果块一起放在锅内煮软，用勺子背面压成糊，即可。

营养师叮咛：苹果和红薯内含有碳水化合物、蛋白质、钙、磷以及多种维生素等营养物质。

青菜泥

材料：青菜(或其他绿色蔬菜)80克，色拉油、盐各少许。

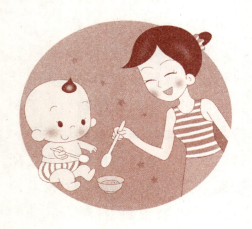

做法：

1.将青菜洗净去茎，菜叶撕碎后放入沸水中煮，水沸后捞起菜叶，放在干净的钢丝筛上，将其捣烂，用匙压挤，滤出菜泥。

2.锅内放少许色拉油，烧热后将菜泥放入锅内略炒一炒，加入少许盐即可。

营养师叮咛：本品营养丰富，含多种维生素，可加入粥中或乳儿糕中喂宝宝。

牛奶木瓜泥

材料：木瓜1个，牛奶20克。

做法：

1.木瓜洗净，去皮去籽，上锅蒸7~8分钟，至筷子可轻松插入时，即可离火。

2.用勺背将蒸好的木瓜压成泥，拌入牛奶即可。

营养师叮咛：木瓜含有丰富的维生素A、维生素C以及钾等营养物质，而且含有很高的消化酶，可帮助宝宝消化，拌入富含钙、铁的牛奶，更可使这例果泥营养丰富均衡。

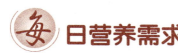

第三章 7~9 个月宝宝的营养与喂养

每日营养需求

能量	蛋白质	脂肪	烟酸	叶酸
397千焦/千克体重（非母乳喂养加20%）	1.5~3克/千克体重	占总能量的35%~40%	6毫克	35微克
维生素A	维生素B$_1$	维生素B$_2$	维生素B$_6$	维生素B$_{12}$
375国际单位	0.4毫克	0.5毫克	0.6毫克	0.5微克
维生素C	维生素D	维生素E	钙	铁
20~35毫克	300~400国际单位	4国际单位	600毫克	10毫克
锌	硒	镁	磷	碘
5毫克	15微克	65毫克	300毫克	50微克

个月宝宝食谱设计要点

大部分宝宝开始出牙，胃肠道的发育逐渐成熟，食物供应形态可以慢慢转变为半固体或固体形态。

不管是母乳喂养还是人工喂养的宝宝，在7个多月时每天的奶量仍不变。分3~4次喂进。辅食

除每天给宝宝两顿粥或煮烂的面条之外，还可添加一些豆制品，仍要吃菜泥、鱼泥、肝泥等。鸡蛋可以蒸或煮，仍然只吃蛋黄。在宝宝出牙期间，还要继续给他吃小饼干、烤馒头片等，让他练习咀嚼。

■ 喂养指导

第7个月的宝宝对各种营养的需求继续增长。大部分宝宝已经开始出牙，在喂食的类别上可以开始以谷物类为主食，配上蛋黄、鱼肉或肉泥，以及碎菜或胡萝卜泥等做成的辅食。以此为原则，在制作方法上要经常变换花样，并搭配各种应季水果。

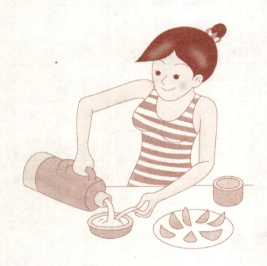

具体喂法上仍然坚持母乳或配方奶为主，但喂哺顺序与以前相反，先喂辅食，再哺乳，而且推荐采用主辅混合的新方式，为断奶做准备。

■ 特别提示

铁是人体造血的原料，婴幼儿贫血多食由缺铁引起的。贫血的

宝宝往往有以下症状：面色苍白、唇及眼睑色淡、抵抗力低下、生长发育迟缓，如果长期铁摄入不足，宝宝的生长发育就会停滞，并可能影响到智力的发育。

■ 宝宝喂养一日食谱

时间	主食及用量
早上6：00	配方奶200～220毫升
上午9：30	饼干20克，母乳或配方奶120毫升
上午10：00	果泥50克，白开水100毫升
中午12：00	肝泥粥60克，蔬菜1～2匙
下午2：00	母乳或配方奶120毫升，蛋糕20克，水果泥20克
下午4：00	白开水
晚上6：00	番茄鸡蛋面60～80克
晚上9：00	母乳或配方奶200～220毫升
鱼肝油	每日1～2滴

■ 专家提示

7个月大的宝宝已经开始吃断奶食品，妈妈有时会给宝宝吃一些含糖较多的食物，但这个月宝宝的乳牙渐渐萌出，有的宝宝乳牙已经长出来了，如果此时再给宝宝喂过甜的食物，宝宝容易上瘾，时间久了，可能会造成龋齿。另外，摄入过多的糖也可能

导致宝宝肥胖。因此，最好少给宝宝吃含糖量高的食物，需要时可用水果代替含糖的点心。

饮食习惯培养

一定要选用新鲜的蔬菜、水果，以保证含有充足的营养成分。最好给宝宝食用带皮水果的果肉，如橘子、苹果、香蕉、木瓜、西瓜等，这类水果的果肉部分受农药污染与病原感染的机会较少。

8个月宝宝食谱设计要点

宝宝能模仿成人发出单音节词，有的宝宝已经会发出双音节"妈妈"了。大部分宝宝开始学习爬行，体力消耗较大，应供给更多的碳水化合物、脂肪和蛋白质。

喂养指导

可以让宝宝尝尝配方奶的味道，为断掉母乳后添加乳类食品做好准备。每餐都要保持营养均衡。本月可以吃点肉了。从脂肪较少的鸡胸脯肉开始，还可以

吃三文鱼或金枪鱼。从这个月的后半期开始可以吃蛋白，可以给宝宝吃整个鸡蛋了。每天的食谱中，应包括谷类、蛋白质及适当

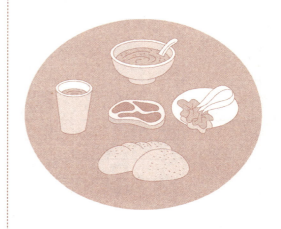

蔬菜和水果。

特别提示

冲配方奶时应当按照包装上的说明调配水和奶粉的比例，不可过浓。浓度太高会引起宝宝便秘。配方奶粉中已经含糖，冲泡时不要再额外加糖。宝宝吃糖过多，会影响锌的吸收，导致消化功能紊乱，营养不能满足肌体需求，使宝宝食欲减退，吸收减少，抵抗力下降，容易生病。

■ 宝宝喂养一日食谱

时间	主食及用量
早上6：00	配方奶200～220毫升
上午9：30	馒头20克，鸡蛋羹20克，母乳或配方奶120毫升
上午10：00	果泥50克，白开水100毫升
中午12：00	菜肉馄饨或鲜虾水饺50克，饺子汤50毫升
下午3：00	母乳或配方奶120毫升，蛋糕20克、水果20～30克
晚上6：00	肉末胡萝卜豆腐羹60克
晚上9：00	配方奶100毫升
鱼肝油	每日1～2滴
备注	只要宝宝需要可给宝宝多喝果汁。喂配方奶应逐渐增加，直至第10个月完全代替母乳。辅食品种应搭配食用。

■ 专家提示

当宝宝撅起嘴巴，紧闭嘴巴，扭头躲避勺子，推开妈妈的手时，都表示现在不想再吃，这时切忌强喂，否则容易使孩子厌食。

■ 饮食习惯培养

有些孩子已初步出牙，那么，一些良好的生活习惯就要尽早养成，如睡前不要给宝宝喂食带糖分的食物和水，以及定时清洁牙齿。因为含糖的食物在口腔细菌的作用下容易产生酸性物质，对牙齿进行腐蚀，最终导致龋齿；父母还要注意不能让宝宝养成一侧睡觉的习惯，长期一侧睡觉，不但会压迫一侧颅骨，影响牙齿的发育，还会造成头颅发育不对称，严重影响宝宝的外貌。

9 个月宝宝食谱设计要点

宝宝的肠道对油脂的吸收能力还不是很强，因此不能进食油脂含量高的食物，如五花肉、撇去油的高汤等，以免引起腹泻，宝宝已经开始长牙，有一定的咀嚼能力，从现在开始应在饮食中添加一些粗纤维的食物，这样有利于乳牙的萌出。

■ 喂养指导

喂奶次数应逐渐从3次减到2次。每天哺乳600～800毫升就足够了。而辅食要逐渐增加，为断奶做好准备。从现在起可以增加一些粗纤维食物，如茎秆类蔬菜，但要把粗、老的部分去掉。9个月的宝宝已经长牙，有咀嚼能力了，可以让其啃食硬一点的东西，这样有利于乳牙的萌出。

饮食中应注意添加面粉类的食物，其中的碳水化合物可为宝宝提供每天活动和生长的热量，其中含有的蛋白质可促进宝宝身体组织的生长发育。

■ 特别提示

增加粗纤维食物时，要将粗的老的部分去掉，以免难以咀嚼，影响宝宝的进食兴趣。

■ 宝宝喂养一日食谱

时间	主食及用量
早上6：00	母乳+配方奶200毫升
上午8：00	米粥、鸡蛋羹1/2~1碗、面包
上午10：00	白开水100毫升、饼干2块
中午12：00	软饭或稠粥1/2~1碗、鸡蛋1个、蔬菜2~3大匙
下午3：00	配方奶150~200毫升，小点心1块、水果50~80克
晚上6：00	排骨汤面、鱼肉、蔬菜1小碗
晚上9：00	配方奶100毫升
鱼肝油	每日1~2滴
备注	只要宝宝需要可多给宝宝喝白开水、吃水果。中午吃的蔬菜可选菠菜、大白菜、胡萝卜等。

■ 专家提示

观察宝宝的大便。如果出现腹泻，可能是宝宝对添加的新食物或食物的硬度不能接受，以致消化不良，需要停止添加这种食物。如果大便中带有未消化的食物，需要降低食物的摄入量或将食物做得更细小些。

■ 饮食习惯培养

从9个月起，宝宝可以接受的食物明显增多，应试着逐渐增加宝宝的饭量，使宝宝对营养的摄取由以奶为主转为以辅食为主。由于宝宝的食谱构成正逐渐发生变化，选择食物要得当，烹调食物要尽量做到色、香、味俱全，以适应宝宝的消化能力，并引起宝宝的食欲。

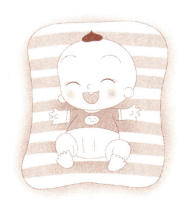

宝宝爱吃的营养食谱

🥣 南瓜粥

材料：南瓜100克，米50克。

做法：南瓜切丁，然后和米一起熬，熬到南瓜和米都熟透变黏稠即可。

营养师叮咛：这个粥做好后，是金黄色的，相当诱人，南瓜吃起来香甜可口，能增进宝宝的食欲，提高宝宝吃饭的积极性。

👍 蛋黄银鱼碎菜粥

材料：小白菜嫩叶1汤匙，银鱼50克，熟鸡蛋半个，稀饭半碗。

做法：小白菜嫩叶洗净剁碎，银鱼洗净剁碎，熟蛋黄压碎，一起加入稀饭煮熟即可。

营养师叮咛：银鱼含丰富钙质，蛋黄可供应铁质。

🥣 鲜虾泥

材料：鲜虾肉(河虾、海虾均可)50克，香油、盐各适量。

做法：

1.将鲜虾去皮洗净切碎，放入碗内，加少许水，上笼蒸熟。

2.加入适量盐、香油，搅拌匀即可。

轻松做：蒸时要注意火候，不要蒸得太老。

🥣 白菜烂面条

材料：挂面30克，白菜10克，生抽少许。

做法：

1.挂面掰碎，放进锅里煮，白菜洗净切丝。

2.挂面煮开后，转小火时加入白菜一起稍煮。可以边捣边煮，大约5分钟后起锅加1滴生抽即可。

营养师叮咛：白菜蕴含丰富的维生素C、维生素A和维生素B，此外还含有钙、磷和铁等微量元素。维生素C是人体不可缺少的营养素之一，人体本身无法合成，所以只能通过食物摄取足量的维生素C。应给宝宝多吃些白菜。

三鲜豆腐羹

材料：虾仁3只，鸡肉10克，香菇2个，豆腐脑50克，鸡蛋清1个，淀粉适量，香菜末少许。

做法：

1.虾仁洗净、除泥肠、剁碎，拌入少许蛋清和淀粉。

2.鸡肉去皮，剁碎；香菇洗净，切碎。

3.锅内放高汤烧开，加入虾仁泥、鸡肉泥和香菇末，大火煮沸后，转小火。

4.慢慢滑入豆腐脑，略煮即关火盛出，撒入洗净、切碎的香菜即可。

轻松做："三鲜"并不局限于上面提到的3种，可以根据宝宝的喜欢添加青菜末或者其他食物。

营养师叮咛：豆腐脑细腻滑嫩，营养丰富，很适合宝宝食用，加了虾肉、鸡肉以及香菇的三鲜豆腐脑，营养更为全面，可以拿来作为宝宝的日常餐点之一。

香菇油菜粥

材料：香菇1朵，油菜2棵，稠香米粥1碗。

做法：

1.香菇洗净剁碎；油菜洗净，切末。

2.粥内加水煮开后放入香菇末和油菜末，盖上锅盖，转小火煮10分钟，菜末煮熟即可。

营养师叮咛：香菇和油菜的含钙量比较丰富，对宝宝的眼睛很有益处。

番茄土豆羹

材料：番茄1个，土豆1个，肉末20克。

做法：

1.番茄去皮切碎；土豆煮熟，去皮切块，压成泥。

2.将步骤1中材料与肉末搅拌为一体，蒸熟即可。

轻松做：出锅后加点番茄酱可以使菜的颜色鲜艳。

营养师叮咛：番茄中含有丰富的维生素C和大量纤维素，帮助宝宝预防感冒，防止便秘，有的宝宝不喜欢吃单调的番茄，可以把它切成片或小丁，与土豆泥、肉末做成混合羹，能缓解番茄的酸味，使营养更全面。

玉米排骨粥

材料： 玉米粒10克，排骨20克，粥1碗。

做法：

1.玉米粒剁碎，排骨剁小块。

2.粥内加水大火煮开，放入玉米碎、排骨块，小火熬烂，即可。

营养师叮咛： 排骨可以为宝宝补充优质蛋白质和钙、磷等矿物质，玉米的粗纤维含量多，可促进宝宝肠道蠕动。

什锦炒软米饭

材料： 大米50克，茄子20克，番茄半个，土豆泥10克，肉糜5克，大豆油5克，蒜末、生抽各少许。

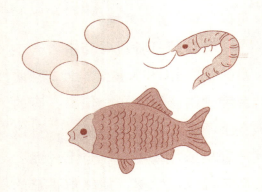

做法：

1.将大米淘洗干净，放入小盆内，加入清水，上笼蒸成软米饭。

2.将茄子去皮切细末，番茄去皮、切丁；肉糜与土豆泥拌均匀。

3.将油倒入锅内，下入肉糜土豆泥炒散，加入茄子末、蒜末、番茄丁煸炒，加一点点水混入软米饭，炒匀后倒少许生抽，即可。

营养师叮咛： 混合了各种蔬菜的炒饭营养全面，可以经常给宝宝吃，从9个月开始，给宝宝吃的饭里就可以加上一点点盐了，这样味道会更好。

青蛤蒸蛋

材料： 青蛤10个，鸡蛋2个。

做法： 青蛤洗净后剁成酱，鸡蛋打散后加水继续搅至发白，加入青蛤酱，拌匀上锅蒸至蛋熟，即可。

营养师叮咛： 青蛤的香气会使宝宝胃口大开。

第四章 10~12 个月宝宝的营养与喂养

日营养需求

能量	蛋白质	脂肪	烟酸	叶酸
397千焦/千克体重（非母乳喂养加20%）	1.5~3克/千克体重	占总能量的35%~40%	6毫克	35微克
维生素A	维生素B₁	维生素B₂	维生素B₆	维生素B₁₂
375国际单位	0.4毫克	0.5毫克	0.6毫克	0.5微克
维生素C	维生素D	维生素E	钙	铁
20~35毫克	300~400国际单位	4国际单位	600毫克	10毫克
锌	硒	镁	磷	碘
5毫克	15微克	65毫克	300毫克	50微克

个月宝宝食谱设计要点

宝宝一般已长出了4~6颗牙齿，有的宝宝出牙较晚，此时才刚刚长出第1颗牙齿。虽然牙齿还很少，但他已经学会用牙床咀嚼食物，这个动作也能更好地促进宝宝牙齿的发育，在前几个月的准备下，宝宝进入了断乳期，此时辅食的添加次数也应增加。

■ 喂养指导

多吃促进宝宝大脑发育的食物：鱼、蛋黄、虾皮、紫菜、海带、瘦肉。每周吃1次动物内脏如

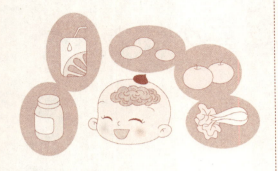

猪肝及动物脑。多吃富含维生素C的水果如橘子、苹果。经常吃豆类或豆制品。多吃香蕉，多喝牛奶，最好是含牛磺酸的儿童专用配方奶。

特别提示

宝宝的吃奶量明显减少，辅食的质地以细碎状为主，食物可以不必制成泥或糊，有些蔬菜切成薄片就可以了，因为经过一段时间的咀嚼食物锻炼，宝宝已经不喜欢太软的流质或半流质食物了。

可以让宝宝尝试全蛋、软饭和各种绿叶菜。既增加营养又锻炼咀嚼能力，同时仍要注意微量元素的添加。

宝宝喂养一日食谱

时间	主食及用量
早上6：00	母乳+配方奶250毫升
上午8：00	米粥、鸡蛋羹1/2～1碗；面包两片
上午10：00	白开水100毫升、饼干2块
中午12：00	软米饭或稠粥1/2～1碗、鸡蛋1个、蔬菜2～3大匙
下午3：00	配方奶150～200毫升，小点心1块、水果50～80克
晚上6：00	排骨汤面、鱼肉、蔬菜1小碗
晚上9：00	配方奶100毫升
鱼肝油	每日1～2滴
备注	只要宝宝需要可多给宝宝喝白开水、吃水果。中午吃的蔬菜可选菠菜、大白菜、胡萝卜等。

专家提示

断奶不宜太晚，断奶最好的时间是出生后的第8~12个月，逐步用辅食代替母乳，

饮食习惯培养

这个月可以给宝宝断奶了，但要用自然断奶法，即通过逐步增加辅食的次数和数量，慢慢减少喂哺母乳的次数，在一到两个月的时间内使宝宝断奶。在断奶的过程中，应让宝宝有一个适应的过程。开始时每天先少喂一次

母乳，再代之其他的食物，在之后的几周内慢慢减少喂奶次数，并相应增加辅食，逐渐将辅食变成主食，直至最后断掉母乳。刚

开始断奶时，宝宝可能会不习惯，若无特殊情况，一定要耐心加喂辅食，坚持按期断奶。

个月宝宝食谱设计要点

宝宝普遍已长出上下切牙，能咬较硬的食物，哺养也要由婴儿方式逐渐过渡到幼儿方式，每餐的进食量增加，这个时期的宝宝生长发育较迅速，父母要为之补充足够的碳水化合物、蛋白质和脂肪。

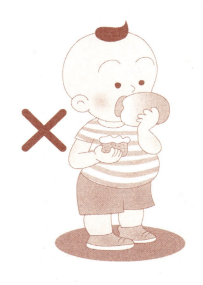

■ 喂养指导

除一日三餐外，妈妈还会给宝宝添加一些小点心。吃点心应该每天定时，不能随时都喂，有些饭量大的宝宝没吃点心就长得够胖了，可以用水果代替点心来满足他旺盛的食欲。此外，妈妈在购买点心时，不要选太甜的点心，如巧克力等糖果不能作为点心给孩子吃。

■ 特别提示

宝宝开始表现出对特定食物的好恶，父母不能过于溺爱，每餐都做宝宝爱吃的食物，应在保证营养充足的前提下，合理适量安排食物，并培养宝宝对各种食物的兴趣，防止宝宝养成偏食的习惯。

■ 宝宝喂养一日食谱

时间	主食及用量
早上6：00	配方奶250毫升
上午8：00	馒头片20克，番茄虾仁60克，紫菜汤80毫升
上午10：00	白开水150毫升、饼干2块
中午12：00	油菜香菇面1碗
下午3：00	配方奶150～200毫升，小点心1块、水果50～80克
晚上6：00	软米饭30克，红烧平鱼50克、蔬菜1小碗
晚上9：00	配方奶100毫升
鱼肝油	每日1～2滴
备注	只要宝宝需要可多给宝宝喝白开水、吃水果。蔬菜可选南瓜、芹菜、油菜等。

■ 专家提示

许多父母将饮料或纯净水作为宝宝的日常饮用水，这种做法是不对的。因为饮料中的添加剂、防腐剂对宝宝的身体有损害，纯净水缺少矿物质，会对宝宝的生长发育造成一定的影响。其实最好还是白开水，但要注意不能饮用多次煮沸的开水。

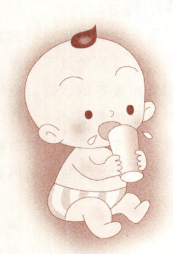

■ 饮食习惯培养

这个月里，宝宝的进餐已经接近规律，每日三餐可以和大人的进餐时间安排在一起。当宝宝看到大人吃饭的样子时，宝宝的嚼食动作也会有所进步。当宝宝和大人一同进餐时，吃饭时间要以宝宝为准，以便养成宝宝规律进餐的习惯。在吃饭时，妈妈要先喂宝宝，然后自己再吃。有时宝宝会想吃大人的食物，但是不要给他，因为大人的食物对宝宝来说又硬又咸，不适合宝宝吃。

闭口咀嚼期是宝宝将食物放在舌上，在上腭处将食物碾碎后吞下的时期。这时，宝宝的好奇心会很旺盛，对汤匙、餐具及食物等都很感兴趣，什么都用手，抓过来就往嘴里塞。此时期应训练宝宝完成完全闭口上下运动的动作。

12个月宝宝食谱设计要点

周岁的宝宝已经能够行走了，这一变化使宝宝的眼界豁然开朗。这时期，好奇宝宝很多事都要自己动手做了，虽然还拿不好勺子，但是喜欢拿着食物吃，不喜欢妈妈喂了。

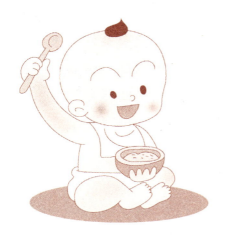

■ 喂养指导

大部分12个月的宝宝已经或即将断奶了，食物结构会有较大的变化，乳品虽然仍是主要食品，但添加的食品已演变为一日三餐加两顿点心，其提供总热量2/3以上的能量，成为宝宝的主要食物。这时食物的营养应该更全面和充分，除了瘦肉、蛋、鱼、豆浆外，还有蔬菜和水果。食品要经常变换花样，巧妙搭配。尽早培养宝宝独立进食习惯。

除了三餐之外，早晚还要各吃一次牛奶。这个月里，宝宝能吃的饭菜种类很多，如面条、面包、馒头、花卷等，但由于宝宝的臼齿还未长出，不能把食物咀嚼得很细，因此，饭菜还是要做得细软一些，以便于消化。

■ 特别提示

为制作味道更鲜美的食物，父母往往会在菜里放味精，但为宝宝准备的食物里要少放味精，因为味精摄入过多，会导致人体缺锌，最终导致宝宝丧失味觉，形成厌食。如果宝宝已经出现厌食倾向，父母就要警惕宝宝是否味精摄入过多。

■ 宝宝喂养一日食谱

时间	主食及用量
早上6：00	配方奶250毫升
上午8：00	菜肉小包子30克，番茄鸡蛋汤
上午10：00	白开水150毫升、小点心1块
中午12：00	软米饭35克，清蒸鱼120克，丝瓜汤70毫升
下午3：00	配方奶150～200毫升，小点心1块、水果50～80克
晚上6：00	鸡腿菇菠菜面100克
晚上9：00	配方奶100毫升
鱼肝油	每日1～2滴

■ 专家提示

豆浆营养丰富，但不能与鸡蛋同吃，因为鸡蛋白易与豆浆中的胰蛋白结合，使豆浆失去营养价值。也不能给宝宝过多食用豆浆，以免引起蛋白质消化不良，出现腹泻现象。

■ 饮食习惯培养

宝宝在这个时期，饮食生活方面已基本能和家庭生活一致。父母能吃的日常食物，宝宝一般都能吃了，所以即使不为宝宝特别另做，吃现有的东西也没有什么问题了。但有条件时最好为宝宝单做，食物要碎、软，不要油炸、生硬。由此，可断定宝宝已经完成了断奶期的任务。

宝宝爱吃的营养食谱

胡萝卜鸡蛋碎

材料： 胡萝卜1根，鸡蛋1个，生抽少许。

做法：

1.胡萝卜洗干净，上锅煮熟后，切碎。

2.鸡蛋带壳煮熟后，放入凉水里凉一下，然后去壳，切碎。

3.将胡萝卜和鸡蛋碎混合搅拌，滴入生抽即可。

营养师叮咛： 胡萝卜素可以保护宝宝的呼吸道免受感染，对视力发育也很有好处。

轻松做： 蛋可以煮，也可以蒸；胡萝卜鸡蛋碎还可以拌入一点牛奶。

营养蘑菇豆花

材料： 蘑菇30克，豆花50克，水发木耳10克，高汤100克，橄榄油、姜末、盐各少许。

做法：

1.蘑菇撕成小块，用热水焯过；水发木耳洗净撕碎。

2.锅内放橄榄油，烧热后放入姜末煸炒，接着下入蘑菇、木耳碎，略翻后加高汤煮开后加入豆花，焖煮3分钟加一点点盐调味即可。

营养师叮咛： 豆花营养丰富，含有人体需要的多种氨基酸，对冠心病、糖尿病有特殊疗效，已被列为全球六大保健食品之一；蘑菇的蛋白质含量大多在30%以上，比一般蔬菜、水果的含量要高，而且这些营养物质容易被宝宝吸收。除此之外，蘑菇可以开胃，如果宝宝有些瘦弱，那多吃这个再合适不过了，木耳有助于心脑血管避免脂肪侵袭。还可以加入一些鸡肉泥、鱼肉泥等，营养更丰富。

紫菜银鱼饭

材料： 紫菜10克，银鱼20克，熟芋头10克，绿叶菜少许，稠粥1小碗。

做法：

1.紫菜撕成小块，银鱼切碎，用水冲洗后，均拿热水烫熟；煮熟的芋头压成芋头泥。

2.将稠粥倒入锅中，加入烫熟的紫菜、银鱼以及芋泥、绿叶菜煮开后即可。

营养师叮咛： 紫菜中含有丰富的B族维生素以及维生素A和维生素E，烟酸的含量也很丰富。另外，紫菜中含有多种矿物质，其中有维持正常生理功能所必需的碘、钾、钙、镁、磷、铁、锌、铜、锰、硒等，补碘效果奇佳，可以帮助人体维持机体的酸碱平衡，有利于宝宝的生长发育。更为关键的是热量很低，纤维含量却很高，不必担心多吃发胖。

轻松做： 可根据宝宝的喜爱，将紫菜换成海苔，营养价值不会减少。

菠菜鸡肝面

材料： 挂面适量（根据宝宝的食量来定），菠菜两棵，香菇、水发木耳各5克，高汤100克，盐少许（可不加）。

做法：

1. 把菠菜、香菇、水发木耳切碎，越小越好。

2. 鸡肝切碎，最好去掉表面的那层膜和里面的筋。

3. 烧开水，把准备好的东东放到锅里煮，煮到软软的就可以了，不用加什么调味料。

营养师叮咛： 菠菜富含磷、铁，是组成骨骼、牙齿的主要元素，鸡肝含有丰富的铁，是构成红血球中血色素的成分，可预防幼儿缺铁症，适量食用菠菜有助于婴幼儿身体新陈代谢及促进脂肪、蛋白质与碳水化合物的吸收。

轻松做： 在用开水焯过后，菠菜所含人体不易分解的草酸已溶入水中，所以不必担心它会"吞噬"掉宝宝体内的钙。

五谷粥

材料： 大米20克，小米10克，黑米20克，山药20克，百合10克。

做法：

1. 将大米、小米、黑米淘好，放入锅内加水大火煮开。

2. 山药去皮，切丁；百合洗净，泡水，去杂质。

3. 粥大火煮开后，放入山药丁、泡好的百合，转小火熬煮，大约30分钟后即可。

营养师叮咛： 由黑米、大米和小米组成的"黑白粥"包含了更多的粗纤维。添加了山药、百合更有健脾润肺的功效。而且由于色彩搭配丰富，更能吸引宝宝的注意力，刺激食欲。

牛奶小馒头

材料： 面粉40克，发酵粉少许，牛奶20克。

做法：

1. 将面粉、发酵粉、牛奶和在一起揉匀，放入冰箱冷藏室，15分钟后取出。

2. 将面团切成3份，揉成3个小馒头，上锅蒸15~20分钟即可。

营养师叮咛： 牛奶与各种粮食会发生营养互补，而与需要良好弹性和韧性的面食更是绝配。用牛奶代替自来水和面做馒头，会由于牛奶蛋白质的作用，加强了面团的筋力，做出来的馒头有弹性，更能轻轻松松地补充钙质。

鸡蛋肉末软米饭

材料： 鸡蛋1个，肉末20克，大米50克。

做法：

1.大米淘好后放入锅内，加多一些水，用大火煮。

2.鸡蛋打到碗里，掺入肉末搅拌均匀。

3.等米煮开后，倒入肉末鸡蛋液，搅拌几下，转中火继续煮。

4.在米汤熬干时，关火即可。

营养师叮咛： 包含了更多水分的软米饭，更适合宝宝这个时期的身体状况，会更容易被消化，而鸡蛋肉末的组合提供了宝宝需要的氨基酸、蛋白质等营养元素，所以很适合给宝宝作主食。

煎带鱼

材料： 带鱼200克，油40克，盐少许，植物油适量。

做法：

1.带鱼洗净、切块，稍加盐腌

20分钟。

2.锅烧热放油，加入鱼块，煎至两面金黄即可。

轻松做： 带鱼身体表面覆盖的一层银白色物质为油脂，这种油脂所含的不饱和脂肪酸比鱼肉还高，而且对白血病和癌症都有很好的预防作用。

营养师叮咛： 带鱼属高蛋白、低脂肪食物，能补虚、补五脏、润燥皮肤，宝宝吃了可以强身健脑，更聪明、灵活。

鱼泥馄饨

材料： 鱼泥50克，小馄饨皮6个，韭菜末(或白菜末)、香菜末、生抽各少许。

做法：

1.鱼泥加韭菜末做成馄饨馅，包入小馄饨皮中，做成馄饨生胚。

2.锅内加水，煮开后放入生馄饨，煮开后，倒少许生抽再煮一会儿，至馄饨浮在水上时，撒上香菜末即可。

营养师叮咛： 鱼泥富含蛋白质、不饱和脂肪酸及维生素，宝宝常吃可以促进生长发育。做成馄饨，会让宝宝更容易接受面食，以补充身体内所需要的碳水化合物。

🥄 鲜汤小饺子

材料： 小饺子皮6个，肉末30克，白菜50克，鸡汤少许。

做法：

1.白菜洗净切碎，与肉末混合搅拌成饺子馅。

2.取饺子皮托在手心，把饺子馅放在中间，捏紧即可。

3.锅内加水和鸡汤，大火煮开后，放入饺子，盖上盖煮开后，揭盖加入少许冷水，敞着锅煮开后再加凉水，如此反复加4次凉水后煮开即可。

营养师叮咛： 多吃白菜，可以促进机体新陈代谢，对宝宝很有好处。白菜中所含维生素A可以促进幼儿发育成长和预防夜盲症。白菜中所含的硒除有助于预防弱视外，还有助于增强宝宝体内白细胞的杀菌能力并能抵抗重金属对宝宝的毒害。

第五章 *13～18* 个月宝宝的营养与喂养

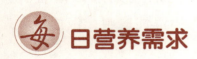

日营养需求

能量	蛋白质	脂肪	烟酸	叶酸
438～459千焦/千克体重	3.5克/千克体重	占总能量的35%～40%	9毫克	50微克
维生素A	维生素B$_1$	维生素B$_2$	维生素B$_6$	维生素B$_{12}$
400国际单位	0.7毫克	0.8毫克	1毫克	0.7微克
维生素C	维生素D	维生素E	钙	铁
40毫克	400国际单位	6国际单位	800毫克	10毫克
锌	硒	镁	磷	碘
10毫克	20微克	80毫克	450毫克	50微克

13~15个月宝宝食谱设计要点

15个月时，宝宝的身高较周岁时增加2.5厘米，平均每个月仅增加0.8厘米，宝宝的体重较周岁时增加0.6~0.9千克，平均每个月仅增加0.2~0.3千克。宝宝的生长速度减慢了，与此同时营养需求量减少，饮食也开始减少了，但只要在正常范围之内，父母就不用过分担心。

■ 喂养指导

这个阶段，要重视培养宝宝良好的饮食习惯。宝宝的食品要多样化，不能只吃某一类食物。如果有对某一类食物的偏食现象，要努力加以纠正。在选购和烹调食物时，要注意选择有益于健康的食物和烹调方法，多吃有益于心脏的食物，少吃高脂肪食物，以防宝宝肥胖，同时也能降低宝宝成年后心血管疾病发生的几率。

宝宝的饮食要尽量做得清淡，菜不要太咸，动物蛋白与蔬菜的比例要适当，不能只一味地吃肉，应适当添加蔬菜和豆制品等，以保证宝宝的营养均衡。

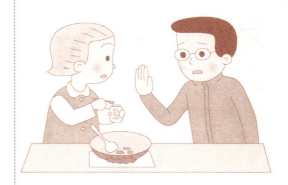

■ 特别提示

鸡蛋是父母为宝宝首选的营养品，由于3岁之前宝宝的胃肠消化功能尚未成熟，过多摄入鸡蛋会增加胃肠道负担，严重时还会引起消化不良性腹泻，因此，此时的宝宝以每天或隔天摄入一个全鸡蛋为宜。

宝宝喂养一日食谱

时间	主食及用量
上午8：00	配方奶或牛奶250毫升，肉松粥1小碗、煮鸡蛋1个
上午10：00	白开水150毫升、小点心1块
中午12：00	软米饭1小碗，红烧鱼120克，黄瓜汤1小碗
下午3：00	配方奶或牛奶100毫升，蛋糕1块、水果适量
晚上6：00	肉末胡萝卜饺子1小盘
晚上9：00	配方奶或牛奶100毫升

■ **专家提示**

给宝宝喂食时，许多父母会用饭里加汤的方法，以为这样会方便宝宝进食，其实这是不对的，因为这种方法容易导致宝宝的咀嚼能力变差，汤还会稀释胃液，影响宝宝的肠胃消化功能。

■ **饮食习惯培养**

给宝宝喂食水果时要注意洗净、去皮，此外，水果含糖多，会影响宝宝喝奶及吃饭，所以喂水果的最好时机是在喂完奶或吃完饭之后。

16 ~18个月宝宝食谱设计要点

这时宝宝的体重增长速度变慢，3个月增加0.5千克，平均每个月仅增加不足0.2千克，但总体的营养需求量仍很高。此时如果辅食添加不当，很容易营养不良。父母要注意观察宝宝的各项生长指标，及时发现并纠正营养不良。

■ **喂养指导**

宝宝的食物须碎、软、新鲜，忌食过甜、过咸、过酸和刺激性的食物，主食应以谷类为主，保证肉、奶、蛋各类蛋白质的供应。

■ **特别提示**

宝宝的胃很小，仅三次正餐

无法满足宝宝需求，必须少吃多餐。除正餐外，可在上、下午各增加一次点心，但要注意种类和数量。

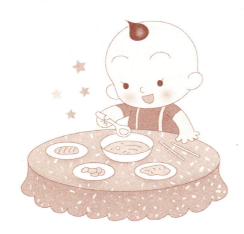

宝宝喂养一日食谱

时间	主食及用量
上午8：00	母乳或配方奶150毫克，馒头片25克，鸡蛋1个
上午10：00	酸奶50毫升、面包25克
中午12：00	猪肝米粥100克，番茄鱼60克
下午3：00	苹果100克，蛋糕1块
晚上6：00	菜肉包子100克，红豆粥25克
晚上9：00	母乳或配方奶250毫升
鱼肝油	每日1~2滴

专家提示

单纯性肥胖的孩子越来越多。肥胖除影响形象和活动外，还可因肺换气不足引起缺氧和心肺功能衰竭。防止孩子肥胖，父母须有计划地控制孩子的饮食，限制高糖、高脂肪食物的摄入，让孩子适当增加体力活动，但千万不能因为控制热量供给，而影响到孩子的正常发育。

饮食习惯培养

选择适合宝宝的鱼类食物，这时，要选用鱼刺少、肉嫩、易去除腥味的新鲜鱼，如三文鱼、黄花鱼、带鱼、青鱼等。制成鱼丸、鱼泥较好。不要用油炸、油煎等烹调方法。防止鱼骨、鱼刺卡在宝宝咽喉部。

不要给宝宝吃有损大脑发育的食物。有损宝宝大脑发育的食物包括过咸的食物、含味精过多的食物、含过氧化脂质的食物，如腊肉、熏鱼等；含铅的食物，如爆米花、松花蛋等；含铝的食物，如油条、油饼等。

宝宝爱吃的营养食谱

🥄 虾皮丝瓜汤

材料：丝瓜1根，虾皮10克，紫菜、香油、盐、植物油各适量。

做法：

1.丝瓜去皮洗净，切成片。

2.将炒锅加热，倒入植物油，然后加入丝瓜片煸炒片刻，加盐加水煮开后加入虾皮、紫菜，小火煮2分钟左右，加入香油，盛入碗内即可。

营养师叮咛：钙是促进宝宝骨骼和牙齿生长发育的主要矿物质，1岁多的宝宝正处在骨骼和牙齿的成长阶段，补充钙质非常

重要。多给宝宝吃虾皮，可以补钙。虾皮蛋白质含量丰富，含钙量多，含钙量也达到80%以上，是营养价值较高的优质食物。虾皮与丝瓜煮汤，味道会很鲜美，还能清凉消暑，补充宝宝夏季流失的大量水分。

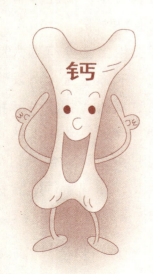

🥄 菠菜猪血汤

材料：菠菜1棵，猪血50克，姜1片，大豆油、盐少许。

做法：

1.菠菜洗净，用热水焯一下，切段，下油锅略炒。

2.猪血洗净、切块后，放入菠菜锅内，翻炒两下后，加水加姜大火煮开，再转小火焖煮一会儿，加盐调味即可。

营养师叮咛：猪血、菠菜都是补血的食材、其中菠菜，性甘冷，具有下气、润肠、助消化等功能。宝宝多喝此汤，可补血、明目、润燥，更能补充体内铁质含量。

🥣 豆腐海苔卷

材料：北豆腐100克，海苔4片，肉末50克，盐、淀粉各少许。

做法：

1.豆腐压成泥，拌入肉末，再加盐和淀粉拌均匀。

2.将海苔铺开，铺上豆腐泥，就像做寿司那样卷成豆腐卷，上锅蒸10~15分钟，蒸熟即可。

轻松做：也可以将海苔换成紫菜，豆腐泥中的肉末也可以换成香菇末或者虾泥等等。

营养师叮咛：豆腐海苔卷里含有丰富的钾、钠、钙等，营养丰富，海苔又是很多宝宝喜欢吃的东西，妈妈可以经常做。

🥣 奶香鳜鱼

材料：鳜鱼肉250克，冬笋50克，牛奶200克，蛋清4个，黄酒适量，盐、白糖各少许，葱末5克，水淀粉适量。

做法：

1.鱼肉切片，加黄酒、盐、蛋清一个，拌匀。

2.冬笋洗净切成片；牛奶内加入蛋清3个和水淀粉适量，调和成牛奶蛋液。

3.油锅烧热后，用葱末炝锅，然后下鱼肉片划散至熟后捞起；随后将牛奶蛋液划入，像煎蛋一样煎成牛奶蛋丁。

4.将冬笋片在油锅内炒透并加少量水焖煮片刻，再加鱼片、牛奶蛋丁、盐、白糖混匀后即可。

🥣 番茄烩牛腩

材料：番茄1个，牛腩70克，姜1片，番茄沙司20克，大豆油、盐各少许。

做法：

1.番茄用热水烫一下后，剥去皮，切成小碎块；牛腩冲洗干净后，同样切成小块。

2.锅内加油，烧热后，下入姜片煸炒，随后放入番茄碎，炒出汁来后，加入牛腩翻炒两下，加番茄沙司。

3.然后加一点点水，盖上锅盖焖煮30分钟，加盐调味即可。

营养师叮咛：番茄含有丰富的维生素C与维生素A，是宝宝很好的营养补给品，由于有机酸的保护，番茄在烹饪过程中损失的维生素量较少，这也让妈妈们可以放心地做熟了给宝宝吃，加了牛腩后，会提供给宝宝更丰富的钙、蛋白质。

鸡肉炖毛豆

材料： 鸡肉15克，鸡蛋1个，牛奶、毛豆各1大匙，淀粉水少许。

做法：

1.鸡肉洗净，剁成泥；毛豆洗净，用滚水汆烫，捞起浸泡冷水后去除外皮，捞出，沥干水分，切碎。

2.鸡蛋打入碗中搅拌均匀，与牛奶一同放入锅中，隔水加热拌成奶蛋汁备用。

3.鸡肉炖煮至肉色变白，再加入毛豆及奶蛋汁煮至熟烂。淋上淀粉水勾芡即可。

轻松做： 毛豆外膜较不易消化，因此汆烫后宜浸泡冷水，外膜便会浮出水面，轻松去除。另外隔水加热时温度不要太高，以免蛋汁凝固成蛋花。

营养师叮咛： 毛豆富含蛋白质及亚麻仁油酸，可生肌壮骨，补充宝宝的体力。

青椒炒肝丝

材料： 猪肝200克，青椒30克，植物油、葱末、姜末、料酒、白糖、盐、水淀粉、香油、醋各适量。

做法：

1.把猪肝、青椒洗净切丝，猪肝丝用淀粉抓匀，下入四五成热的油中划散捞出。

2.锅内留少许油，葱末、姜末炝锅，下入青椒丝，放料酒、白糖、盐及少许水，烧开后用水淀粉勾芡。

3.倒入猪肝丝，淋入少许香油、醋即可。

营养师叮咛： 此菜含有丰富的铁、蛋白质及维生素A，经常食用可补血，对患缺铁性贫血的宝宝效果极佳。

油菜肉末煨面

材料： 香葱10克，肉末30克，挂面50克，小油菜2棵，料酒1小匙，盐1小匙，油适量。

做法：

1.香葱洗净切小段，用油爆香，另将肉末泡软，拣净杂质，放入葱段中一同爆香，然后淋料酒，加水煮开，改小火。

2.另将半锅水烧开，将面煮

熟，捞入肉末汤内，小火煨煮5分钟。

3.小油菜洗净，放入汤内同煮，并加盐调味后即可。

营养师叮咛：油菜中含有丰富的钙、铁和维生素C，胡萝卜素也很丰富，是人体黏膜及上皮组织维持生长的重要营养源，对于抵御皮肤过度角化大有裨益，油菜还可促进血液循环，且含有能促进眼睛视紫质合成的物质，可起到明目的作用。

清蒸鲈鱼

材料：鲈鱼200克，香油5克，姜1片，蒜1瓣，葱末少许、味精少许。

做法：

姜、蒜切末。将鲈鱼洗净后放入盐，加入料酒以及葱、姜、蒜后，上沸水锅蒸七八分钟后取出，滴入生抽和香油即可。

营养师叮咛：鲈鱼含有丰富的易消化的蛋白质、脂肪、维生素B_2、烟酸、钙、磷、钾、铜、铁、硒等，它性温味甘，有健脾

胃、补肝肾、止咳化痰的作用。有助于宝宝生长发育，健脑补钙。

韭菜合子

材料：韭菜80克，鸡蛋2个，面粉50克，油、盐各适量。

做法：

1.先用温水和面，要软硬适中，和好后，把面盖好醒10分钟左右。

2.将韭菜洗干净，泡2小时后，沥干水，切碎；把2个鸡蛋搅成蛋液后，煎熟，然后切碎，加一点点油、盐，把韭菜和鸡蛋拌均匀后，做成馅。

3.面揉成长条，再切成一块块小面团，然后把面团擀成薄饼。在薄饼的一边放上半圆形的馅料，然后把另一边对折，捏紧。

4.平底锅内倒油，放入合子，小火煎至两面金黄即可。

营养师叮咛：韭菜富含纤维素，可以防治便秘，韭菜中含量最多的是钙、磷、胡萝卜素和维生素C，尤其是维生素C的含量为番茄的4倍。韭叶有补虚、解毒之

功效，韭根有补肝益胃的作用。宝宝吃些韭菜合子，不仅可以吸收到韭菜的营养，煎酥的合子皮还可以促进宝宝牙齿的发育。

第六章 19～24 个月宝宝的营养与喂养

每日营养需求

能量	蛋白质	脂肪	烟酸	叶酸
438~459千焦/千克体重	3.5克/千克体重	占总能量的35%~40%	9毫克	50微克
维生素A	维生素B$_1$	维生素B$_2$	维生素B$_6$	维生素B$_{12}$
400国际单位	0.7毫克	0.8毫克	1毫克	0.7微克
维生素C	维生素D	维生素E	钙	铁
40毫克	400国际单位	6国际单位	800毫克	10毫克
锌	硒	镁	磷	碘
10毫克	20微克	80毫克	450毫克	50微克

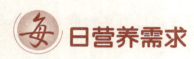 18～21个月食谱设计要点

乳品已不再是宝宝的主食，但仍应每天饮用牛奶，以获得更佳的蛋白质。

■ 喂养指导

体重轻的宝宝，可以多安排一些高热量食物，帮助体重增加；超重的宝宝，食谱中要减少高热量食物，多安排粥、汤面、蔬菜等占体积的食物。无论宝宝体重如何，食谱中必须保证蛋白质的供给，牛奶、鸡蛋、

鱼、瘦肉、豆制品、鸡肉等要交替提供，蔬菜、水果每日也必不可少。

育不可缺少的食物。但是有的宝宝到了1岁多，尝到五谷香，便不爱喝牛奶了。

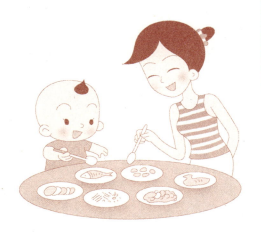

■ 特别提示

在宝宝摄入的食物中，碳水化合物占有很大的比例，这些碳水化合物就是糖类，在体内均能转化为葡萄糖，因此，宝宝不宜直接摄入过多的葡萄糖，更不能用葡萄糖代替白糖或其他糖类。常用葡萄糖会导致消化酶分泌功能降低，消化能力减退，从而影响宝宝的生长发育。

一般来说，1岁半的宝宝每天还应喝250毫升牛奶，因为牛奶是比较好的营养品，既易消化又含有多种营养素，是婴幼儿生长发

■ 宝宝喂养一日食谱

时间	主食及用量
上午8：00	阳春面1小碗，拌黄瓜丁1小盘
上午10：00	牛奶或酸奶1杯，饼干适量
中午12：00	馒头80克，白菜肉卷100克，海带汤1小碗
下午3：00	蛋糕1块，水果50克
晚上6：00	米饭60克，红烧鱼100～120克，青菜1小盘
晚上9：00	牛奶或配方奶250毫升(牛奶要加适量白糖)，饼干2块
鱼肝油	每日1～2滴

■ 专家提示

宝宝的吞咽功能并没有父母想象的那样好，花生米、瓜子、有核的枣等是不宜给宝宝食

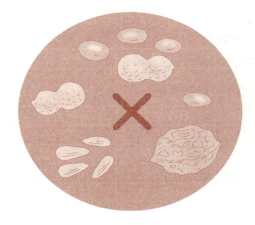

用的，以免误吞入气管，引起窒息。对这个年龄段的宝宝，只能适当提供一些需要他去咀嚼又能嚼得了的食物，所提供食物的硬度也要遵照循序渐进的原则。

■ 饮食习惯培养

讲究烹调，使食物味道鲜美，可以促进宝宝食欲。幼儿的食物烹调，要适合幼儿的生理、心理特点。宝宝的消化能力、咀嚼能力差，饭菜要做得细些、软些、烂些。食物要色美、味香、花样多。外形美观的食物，能引起宝宝吃饭的兴趣，宝宝好奇心强，变换花样，就会因为新奇而多吃。

21~24个月宝宝食谱设计要点

这一时期，还没有断奶的宝宝应尽快断奶，否则将不利于宝宝建立起适应其生长需求的饮食习惯，更不利于宝宝的身心发育。

■ 喂养指导

鹌鹑蛋的营养价值极高，并含有许多人体生长发育不可缺少的成分，鹌鹑蛋还具有抗过敏和促使宝宝身体增高的作用，因此妈妈应适当让宝宝吃些鹌鹑蛋，鹌鹑蛋体积小，吃时要注意，不能让宝宝噎着。

■ 特别提示

山楂片能消食健胃，味道酸甜可口，是宝宝喜欢的小食品，但山楂片只适用于体质壮实、积食不消的宝宝，而不适用于面黄肌瘦、脾胃功能差的宝宝，因此，要根据宝宝体质决定是否为其提供山楂片。

■ 宝宝饮食一日食谱

时间	主食及用量
上午8：00	母乳或配方奶100毫升，小白菜粥70克，鸡蛋1个
上午10：00	酸奶150毫升，点心15克
中午12：00	鸡肝瘦肉粥55克，菠萝鸡丁35克，稀饭45克
下午3：00	苹果100克，饼干1块，小米粥60克
晚上6：00	红烧鸡肉饭50克，丝瓜豆腐羹50克，橘子50克
晚上9：00	牛奶或配方奶250毫升，饼干2块
鱼肝油	每日1～2滴

■ 专家提示

父母在为宝宝准备饮料时，不应考虑可乐型饮料，因为可乐是加了咖啡因的饮料，可导致中枢神经兴奋，使宝宝易患多动症。炸薯片、炸薯条如果经常吃的话，很容易让宝宝成为小胖墩。爸妈可以尝试把薯片蘸牛奶

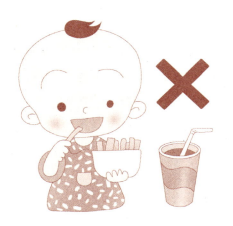

后再吃，这样可以去掉薯片或薯条表面的盐分。如果在家里制作的话，应尽量少放油和盐。

■ 饮食习惯培养

父母应放手让孩子自己吃饭，使他尽快掌握这项生活自理技能，也可为入幼儿园做准备。尽管孩子已经学习过拿勺，甚至会使用勺子了，他有时还是愿意用手直接抓饭菜，好像这样吃起来更香，父母应该允许孩子用手抓取食物，并提供一定的手抓食品，如小包子、馒头、面包、黄瓜条等，提高孩子自己吃饭的兴趣。

宝宝爱吃的营养食谱

🥣 翡翠蛋羹

材料： 鸡胸肉50克，鸡蛋2个，菠菜1棵，大豆油适量，盐1小匙，米酒1小匙。

做法：

1.鸡胸肉用刀背拍松后，切碎，剁成泥状；鸡蛋打到碗里，

使劲朝一个方向搅拌出气泡；菠菜洗净，用热水焯过后，沥干水分，切碎。

2.将鸡肉泥与蛋液混合，加入盐和米酒适量调味，再朝一个方向使劲搅拌，至两者紧密融合成蓉状。

3.油锅烧热后，倒入鸡肉蓉，炒香后，盛出。

4.将菠菜下油锅，煸炒透后，加一点盐调味盛出，铺撒到鸡肉蓉的上面，即可。

营养师叮咛：这一蛋羹的做法简单，原料丰富，营养搭配也很均衡，会让宝宝在开心吃的同时吸收到足够的营养。

鸡肝瘦肉粥

材料：鸡肝、瘦肉各30克，粳米50克。

做法：

1.粳米掏净后，上锅煮粥。

2.鸡肝洗净切碎，瘦肉切丁，待粥煮开后，放入锅内，用大火快煮2分钟，即可。

营养师叮咛：鸡肝富含血红素铁、锌、铜、维生素A和B族维生素等，是宝宝补血的首选食品，与瘦肉做成粥后，更是味道鲜美，易于被宝宝消化吸收。

叉烧肉滑蛋

材料：鸡蛋2个，叉烧肉30克，香菇10克，花生油适量，水淀粉、盐、香油各少许。

做法：

1.鸡蛋打到碗里，搅拌均匀。叉烧肉切片，香菇洗净后切片，都放入鸡蛋碗里，加盐调匀。

2.炒锅内放花生油烧热后倒入鸡蛋，两面煎至金黄色，倒入适量水，用水淀粉勾芡，淋上香油即可。

营养师叮咛：叉烧肉富含钙、蛋白质、维生素B_2、镁等，加入香菇和鸡蛋后，更是营养丰富，是优质蛋白质、维生素及矿物质的良好来源，很适合宝宝吃。

豌豆炒虾仁

材料：豌豆20克，海虾4只，花生油、盐各少许，香油1滴。

做法：

1.豌豆洗净后，切碎；虾去头去尾，挤出虾仁，剔出泥肠。

2.油锅烧热，下入虾仁爆炒后，再下入豌豆碎，加一点水，焖煮一下，加盐，滴入香油即可。

营养师叮咛：豌豆含有蛋白质、碳水化合物以及脂肪、多种维生素等等，营养十分丰富。与虾仁清炒，颜色淡雅，口味清爽，是一道适合宝宝常吃的菜。

山药小排骨

材料：山药50克，排骨100克，姜1片，盐少许。

做法：

1.山药去皮，切块；排骨洗净后，剁成小块。

2.取汤锅放入排骨、姜片，加水适量煮开后，放入山药，转中火炖熟，加盐少许调味即可。

轻松做：炖排骨时可加2~3滴醋，以促使骨中的钙质释放，山药去皮切块后很容易被氧化、发黑，抹少许盐或者浸泡到水里就能避免。

营养师叮咛：山药含淀粉质、黏液质、脂肪和蛋白质，极易消化，所含营养素可为人体所吸收，能有效改善体质虚弱，消除疲劳，还能改善贫血，这道山药排骨可以开胃、补充体力、增加宝宝身体的抵抗力。

什锦蔬菜

材料：玉米粒40克，小番茄8个，胡萝卜半根，菠菜1棵，原味优酪乳100克。

做法：

1.菠菜洗净后，用热水焯过，沥干、切段，玉米粒洗净。

2.胡萝卜切成片，小番茄切丁。拌匀后倒入优酪乳即可。

营养师叮咛：蔬菜沙拉热量低，营养高，含有较高的蛋白质、碳水化合物、纤维素、维生素A、维生素C等，有抗氧化、防癌的作用，而且用优酪乳代替沙拉酱后，更多了些有益菌，能促进宝宝肠胃蠕动。

雪梨饭团

材料：糯米50克，雪花梨2个，豆沙少许，熟猪油5克。

做法：

1.糯米洗净后，用水泡一下；雪梨去皮，切碎。

2.将糯米连同碎雪梨一起入锅蒸成饭。

3.将熟猪油和豆沙趁饭热时拌入糯米饭中，双手洗净后，沾点油，捏成饭团即可。

营养师叮咛：雪梨含有大量的糖类、维生素和磷、钾、钙、镁等矿物质，加入饭团里，味道清甜，且能润肺养心，宝宝在享受美味的同时，又能促使身体健康，可谓一举两得。

鳜鱼炖饭

材料：鳜鱼30克，西芹、洋葱各10克，白饭1碗，高汤50克，牛奶30克，奶油5克，盐少许。

做法：

1.西芹、洋葱切小丁，鳜鱼切小丁。

2.锅中加入奶油，先将蔬菜用小火略炒，再加入高汤、牛奶、白饭和鳜鱼，小火煮成炖饭，即可。

营养师叮咛：作为深海鱼类，鳜鱼所受污染小，所含的维生素A远比其他鱼类高，而且又含有鱼类较少有的维生素D，另外，它的刺少，很适合给宝宝吃。

菜肉包子

材料：面粉100克，酵母粉少许，瘦肉50克，白菜100克，花生油适量，葱末和姜末1小匙，生抽、盐、香油各少许。

做法：

1.面粉中加入酵母粉和温水适量，和成面团，发酵。

2.瘦肉洗净，剁碎，加入花生油、生抽、盐、葱末、姜末、拌均匀搅成糊状。

3.白菜洗净、剁成末、装入小盆中，加入花生油，拌均匀。

4.面发酵好后，揉一会，醒5分钟。

5.把拌匀的白菜馅加入肉馅中，倒入香油拌均匀。

6.揉好的面制成包子皮，包入菜肉馅，放入蒸锅蒸熟，即可。

营养师叮咛：包子的好处在于菜肉均有，荤素搭配比较均衡，而且馅料选择多，几乎所有的东西都可以拿来做成馅，非常方便，妈妈们就可以将宝宝不爱吃，但营养价值很高的蔬菜剁碎了，包成包子。换个方式，宝宝更容易接受。

布丁饭

材料：鸡胸肉10克，胡萝卜、芹菜各5克，鸡蛋1个，白饭1小碗，牛奶100克，盐适量。

做法：

1.白饭在牛奶中泡15分钟，拌入打散的鸡蛋。

2.鸡胸肉、胡萝卜和芹菜全部洗净、剁碎，拌入白饭中，加盐调味，放入锅内蒸10分钟，即可。

营养师叮咛：蒸蛋是宝宝非常喜欢吃的菜，用蒸蛋的方法来蒸米饭，把更多的营养赋予了简单的米饭，不仅味道好，模样也很诱人。

第七章 24~36 个月宝宝的营养与喂养

每日营养需求

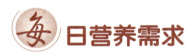

能量	蛋白质	脂肪	烟酸	叶酸
480~501千焦/千克体重	4克/千克体重	占总能量的30%~35%	9毫克	50微克
维生素A	维生素B$_1$	维生素B$_2$	维生素B$_6$	维生素B$_{12}$
400国际单位	0.7毫克	0.8毫克	1毫克	0.7微克
维生素C	维生素D	维生素E	钙	铁
40毫克	400国际单位	6国际单位	800毫克	10毫克
锌	硒	镁	磷	碘
10毫克	20微克	80毫克	450毫克	50微克

24~30个月宝宝食谱设计要点

随着宝宝生理发展及消化系统的渐趋成熟，他的食物形态已经慢慢与大人相似了，这时宝宝也会出现偏食、食欲不振等一大堆让父母头疼的问题。

■ 喂养指导

每个宝宝的情况不同，两岁多宝宝每天的食量，一般来说应当保证主食100~150克，蔬菜150克，牛奶300毫升，豆类及豆制品10~20克，肉类35克左右，鸡蛋1个，水果40克左右，糖20克左右，油脂10克左右。另外，还要注意给宝宝吃一点粗粮，粗粮含有大量的蛋白质、脂肪、铁、磷、钙、维生素、纤维素等，都是宝宝生长发育所必需的营养物质，可以吃一些玉米面粥、小窝头等。

特别提示

宝宝的饮食中尽量不用半成品和市场出售的熟食，如香肠、

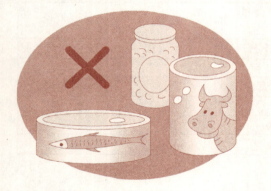

火腿、罐头等，因为这些食物中的添加剂、防腐剂对宝宝的身体有害。

由于宝宝的消化系统功能还不完善，所以食物还要做得清淡一些。可以经常让宝宝吃些深海的鱼类，如鲑鱼、鲭鱼、沙丁鱼、秋刀鱼等，因为其中富含对宝宝脑部发育非常重要的DHA成分。

宝宝喂养一日食谱

时间	主食及用量
上午8：00	什锦蛋羹1小碗
上午10：00	白开水150毫升、小点心1块
中午12：00	小包子30克，小米粥1小碗
下午3：00	配方奶150～200毫升、小点心1块、水果适量
晚上6：00	软米饭1小碗，炒蛋菜1小盘，豆腐鱼头汤适量
晚上9：00	牛奶或配方奶250毫升(牛奶要加适量白糖)，饼干2块
鱼肝油	每日1～2滴

专家提示

有些宝宝很容易发生过敏，而食物则是宝宝患过敏病的重要原因之一。父母应仔细观察，如果宝宝吃了某种食物就会出现过敏症状，而停止进食后症状消除，再次食用后又会出现同样的症状，那么宝宝就可能对这种食物过敏。应在相当长的时间内避免吃这种食物，经过一到两年，宝宝长大一些，消化能力增强，免疫功能更趋于完善，有可能逐渐脱敏。

饮食习惯培养

为了让宝宝拥有一双明亮的眼睛，要注意给宝宝准备一些对

眼睛有益的食物，如瘦肉、动物内脏、鱼虾、奶类、蛋类、豆类等含有丰富的蛋白质，如胡萝卜、菠菜、青椒、红心白薯以及水果中的橘子、杏、柿子等含有大量的维生素A，可以防止宝宝患夜盲症，并能预防和治疗干眼病。

~36个月宝宝食谱设计要点

宝宝已经学会了很多本领，可以成为父母的好帮手了，但这时的宝宝也在心理上进入了"反抗期"，会对爸爸妈妈的一些指令装作不懂，包括故意不好好吃饭，此时的爸爸妈妈需要更多的耐心。

■ 喂养指导

这个阶段，宝宝的饮食和前一段时间没有太大的差别，但宝宝的食量却会受季节变化的影响。这个阶段的宝宝，已经能接受稍硬的食物了，咀嚼较硬的食物能促使宝宝的牙齿、舌头、颌骨的发育。另外，还需要给宝宝多吃一些高钙食物，可以满足宝宝骨骼和牙齿发育的需要，为了保证钙的吸收，每天最好能饮用400~500毫升牛奶。同时多吃含钙高的食品。

■ 特别提示

这个时期宝宝的户外活动增加，饮食种类逐渐多样化，对于健康的宝宝来说，就不需要专门补充维生素D和钙剂了。

■ 宝宝喂养一日食谱

时间	主食及用量
上午8：00	母乳或配方奶100毫升，小白菜粥70克，鸡蛋1个
上午10：00	酸奶150毫升，点心15克
中午12：00	鸡肝瘦肉粥55克，菠萝鸡丁35克，稀饭45克
下午3：00	苹果100克，饼干1块，小米粥60克
晚上6：00	红烧鸡肉饭50克，丝瓜豆腐羹50克，橘子50克
晚上9：00	牛奶或配方奶250毫升，饼干2块
鱼肝油	每日1~2滴

■ 专家提示

有些宝宝放着丰富的饭菜不吃，偏偏喜欢吃方便面，要知道方便面虽然以面粉为主，但经过高温油炸，其中的蛋白质、维生素、矿物质均严重不足，营养价值较低，还存在着脂肪氧化问题，经常食用对健康不利，长此以往会引起宝宝营养不良。

■ 饮食习惯培养

孩子大都喜欢吃甜食和冷饮，这类食物的主要成分是糖，有的还含有较多的脂肪。冷饮吃得多了伤脾胃，含脂肪多的食物在胃内停留的时间比较长。冷饮吃多了会影响消化液的分泌，影响消化功能，还会造成胃肠功能

紊乱、胃肠炎等。甜食、冷饮可以安排在两餐之间或者饭后吃，不要在饭前1小时以内吃，不要在睡觉前吃。

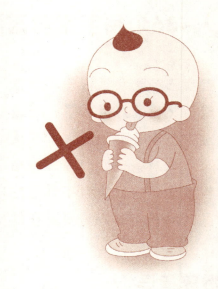

宝宝爱吃的营养食谱

荠菜珍珠丸子

材料： 荠菜、猪肉末、糯米各50克，葱末、姜末各1小匙，料酒适量，虾米、盐、老抽各少许。

做法：

1.糯米淘洗干净后，浸泡两个小时，沥干水分。

2.荠菜洗净，剁碎；虾米用温水泡过洗净后剁碎。

3.猪肉末放到大腕里加入剁好的荠菜末、虾米末以及葱末、姜末后，滴入老抽、料酒以及盐拌均匀。

4.将拌好的肉搓做成一个个丸子，然后沾满糯米，放到滚水蒸锅内，用大火蒸25~30分钟，即可。

营养师叮咛： 与人工栽培的蔬菜相比，野菜的营养价值更

高。荠菜中含有荠菜酸和丰富的维生素、纤维素，它能止血，还能利尿消肿。

🥣 麦片红豆粥

材料： 麦片、牛奶各30克，红豆、粳米各50克，白糖少许。

做法：

1.麦片冲洗一下，红豆以及粳米淘洗干净，然后将红豆泡到水里1个小时左右。

2.锅内加水，下入粳米和红豆用大火煮开后转入中火慢煮半个小时，加入麦片、牛奶，搅拌几下，盖盖再煮5分钟，放糖即可。

营养师叮咛： 红豆粥有消水肿、补血健脾作用，加入麦片后更可产生生长激素，分解脂肪，促进宝宝肌肉生长，让宝宝更健壮。

🥣 银耳莲子绿豆糖水

材料： 莲子、水发银耳各10克，绿豆20克，冰糖1小匙，枸杞少许。

做法：

1.莲子、绿豆用水冲洗过后，放入汤锅内加水用大火煮，煮好后捞出豆皮。

2.银耳洗净后，撕碎；等莲子和绿豆煮开后，下入银耳，再一起用中火煮10分钟左右，银耳将融时下入冰糖和枸杞略煮，即可。

营养师叮咛： 莲子和银耳中都含有丰富的纤维素，可以刺激肠道蠕动，帮助排气、排便，缩短大便在肠道停留的时间，进而促进身体健康。而绿豆更有清热、解毒的功效，这一款汤是帮助宝宝清理肠胃的佳品。

🥣 清蒸莲藕丸

材料： 莲藕100克，糯米粉50克，肉末30克，盐、料酒各少许，植物油适量。

做法：

1.莲藕去皮，刨成蓉，加上盐、植物油、料酒和肉末拌均匀。

2.糯米粉筛匀，加入莲藕肉馅，搓成粉团。

3.将搓好的莲藕丸，整齐码到盘里，上锅蒸熟，即可。

营养师叮咛： 莲藕富含纤维素，能促进肠道的蠕动，排出毒素，维护身体健康，把莲藕剁得碎碎的，做成丸子后，更是清香软糯，很适合宝宝的口味。

素什锦

材料： 鲜蘑菇、熟冬笋、豆腐干各50克，土豆30克，胡萝卜20克，青豆、水发木耳各10克，植物油1大匙，生抽1小匙，高汤50克，白糖、香油、水淀粉各少许。

做法：

1.将鲜蘑菇洗净后，撕成小块；豆腐干切成片；土豆洗净去皮，切片；胡萝卜洗净切片；木耳洗净撕小块；青豆洗过，用温水泡一下。

2.起油锅，烧至八成热时，下入处理过的菜，煸炒至五成熟时，加入生抽、白糖翻炒几下，再加入高汤、熟冬笋煮两分钟左右，用水淀粉勾芡，淋上香油，即可。

营养师叮咛： 以蘑菇、冬笋等为主要原料的素什锦富含矿物质、纤维素和维生素A、铁、锌，品质细腻，口感纯正，营养均衡，让宝宝能得到其生长发育所需的各种营养。

苹果沙拉

材料： 苹果50克，葡萄干5克，橙子1瓣，优酪乳15克。

做法：

1.苹果洗净后去皮、去子，葡萄干泡软，橙子去皮、去子，切小丁，盛到盘子里。

2.把优酪乳浇到水果盘里拌匀，即可。

轻松做： 妈妈可以根据情况，选择其他水果。

营养师叮咛： 苹果不但含有多种维生素、无机盐和糖类等组成大脑所必需的营养成分，而且含有丰富的锌，锌可增强宝宝记忆力。因此，常吃这些水果可促进宝宝智力发育。

肉丝豆腐干蒜苗

材料： 猪肉50克，蒜苗200克，香干豆腐50克，生抽、盐、姜各少许。

做法：

1.猪肉洗净切丝，蒜苗择洗好，切成3厘米长的段，豆腐干切成丝。

2.锅置火上，放油烧热，下蒜苗翻炒，再放入姜丝、肉丝、生抽同炒，炒熟盛出。

3.油锅烧热，放入豆腐丝炒几下，再将已炒好的肉丝、蒜苗放入，加盐炒熟盛出。

营养师叮咛： 这道菜含有丰富的蛋白质、脂肪、维生素C和钙等。

肉末烧茄子

材料： 茄子500克，瘦猪肉250克，植物油、酱油、盐、葱末、姜末、蒜苗各适量。

做法：

1.猪肉洗净，剁成碎末；茄子洗净，削去皮，切成1厘米见方的小丁。

2.锅内倒油烧热，投入葱末、姜末炝锅，下入肉末煸炒，肉末变色后加入酱油拌匀，再把茄丁放入一同炒，然后加入盐、蒜苗拌匀，同烧至入味即可。

轻松做： 肉末下锅时，油不能太热，否则肉末易结块，炒不散；待茄子烧烂入味时再出锅。

营养师叮咛： 这道菜咸香软烂，营养丰富，非常下饭，可以让宝宝拌着白饭吃。

海带炖肉

材料： 瘦猪肉70克，海带90克，生抽1小匙，黄酒、盐、白糖、葱末、姜末、香油各少许。

做法：

1.瘦猪肉洗净后，切成小块；海带洗净，用开水煮10分钟，捞出，切成小块。

2.将香油放入锅中，加白糖炒至红色，加入猪肉块、葱末、姜末煸炒上色后，加入生抽、盐、黄酒略炒。

3.加入水，漫过肉，旺火烧开，转小火炖至八成烂，加海带，同炖10分钟至海带入味即可。

营养师叮咛： 海带含有丰富的碘，多给宝宝吃点海带，可以预防宝宝因缺碘引起的甲状腺肿大，而且多吃海带还可以促进宝宝对钙的吸收，益处很多。

奶焗鳕鱼

材料： 鳕鱼50克，面粉少许，牛奶30克，奶油10克，盐少许。

做法：

1.鳕鱼洗净，剔出鱼刺，切成小块。

2.炒锅内放入奶油，溶化后加入面粉和牛奶以及盐，边搅拌边煮成鲜奶酱汁。

3.将鳕鱼块拌入鲜奶酱汁中，

倒入烤杯。

4.将烤箱预热到160℃，放入鳕鱼烤杯，烤10分钟，即可。

营养师叮咛： 鳕鱼富含的多烯脂肪酸具有防治心血管病的功效，而且还可用于消炎、抗癌、增加免疫功能以及促进生长发育。

🥣 烤椰菜土豆

材料： 土豆100克，绿菜花10克；洋葱半个，切碎（可不加）；乳酪丝2杯；牛奶1杯；白胡椒粉、肉桂粉各少许；乳酪粉2大匙；面包粉2大匙；奶油2大匙；蛋4个，打散。

做法： 绿菜花洗净，切成小朵状。放入沸水中余烫一下。土豆洗净后蒸熟，趁热去皮，切片，整齐排放在烤盘底部，撒上乳酪丝。烤箱预热至180℃，备用。锅中入1大匙奶油以中火炒洋葱末至透明，熄火，拌入绿菜花，然后盛入烤盘上，再将鸡蛋液、牛奶、白胡椒粉、肉桂粉混合倒入。乳酪粉加面包粉、奶油拌匀至颗粒状，撒在烤盘上，入烤箱烤半小时即可。

营养师叮咛： 丰富的维生素C含量，使菜花可增强肝脏解毒能力，并能提高机体的免疫力，可防止感冒和坏血病的发生。菜花虽然营养丰富，但常有残留的农药，还容易生菜虫，所以在吃之前，可将菜花放在盐水里浸泡几分钟，菜虫就跑出来了，还可有助于去除残留农药。

🥣 米糕

材料： 优质大米250克。

做法： 大米洗净浸泡一宿后放入食品加工机中，加少量水打磨成米浆。取少量米浆分别放入一个大碗和一个小碗中，大碗的放入微波炉中加热1分钟，然后将大碗中的熟米浆倒入生米浆中搅拌均匀。小碗的米浆里加白糖和酵母拌匀，放入温暖处发酵一小时（夏天室温下就可以）。将发酵好的米浆再倒入其他米浆里，搅拌均匀，再次发酵。最后把发酵好的米浆盛入模具里，上锅大火蒸15分钟即可。

营养师叮咛： 大米性味甘平，有补中益气、健脾养胃、益精强志、和五脏、通血脉、聪耳明目、止烦、止渴、止泻的功效。

第二篇

宝宝成长所需的明星食物

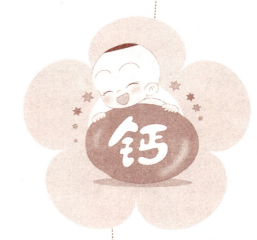

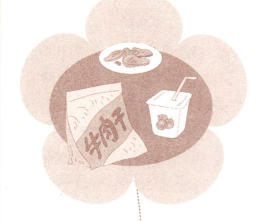

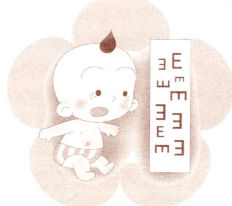

第八章 水 果

果：全方位的健康水果

■ 认识苹果

苹果：落叶乔木，叶椭圆形，有锯齿，花白微红，果实圆形，味甜，是普通的水果。

品种：有红富士、红将军、红星、秦冠、黄元帅、黄香蕉等品种。

特点：苹果含有多种维生素、矿物质、糖类、脂肪等，构成大脑所必需的营养成分。苹果中的纤维素，对儿童的生长发育有益，能促进生长及发育。苹果中的锌对儿童的记忆有益，能增强儿童的记忆力。但苹果中的酸能腐蚀牙齿，吃完苹果后最好漱漱口。

挑选：红富士：①看苹果柄是否有同心圆，有同心圆的由于日照充分，比较甜。②看苹果身上是否有条纹，越多的越好。③苹果是越红、越艳的好。秦冠苹果：①挑大小匀称的（最好是中等大的）。②用手按一下苹果，按得动的就是甜的，按不动的就是酸的。③颜色要均匀。

■ 营养新知

苹果酸甜可口，含有丰富的碳水化合物，是老幼皆宜的水果。它的营养、保健作用都很突出，特别是苹果所含的果胶、钾居果品的首位，被称为"果品第一药"。

苹果含锌量较高，锌对增加记忆力有特殊作用，所以，苹果又有"记忆果"的美称。

苹果含有多种维生素和酸性物质，只有细嚼慢咽，这些物质才能被充分吸收利用。专家试验显示：如果一个苹果15分钟吃完，则苹果中的有机酸和苹果酸质就可以把口腔里的细菌杀死90%。因此，让宝宝养成慢慢吃苹果的习惯，对健康是有好处的。

多吃苹果可改善呼吸系统和肺功能，保护肺部免受污染和烟尘的影响。

搭配猪肉能养肺、补脾。苹果中所含丰富的碳水化合物，是消除疲劳不可缺少的物质，若是和猪肉一起煲汤，补充猪肉中同样具有消除疲劳功效的维生素B_2，能够滋润养肺，生津止渴，对于脾胃气虚、食欲不振有很好的功效。

滋润皮肤。苹果中富含粗纤维，可促进肠胃蠕动，协助人体顺利排出废物，减少有害物质对皮肤的危害，含有大量的镁、硫、铁、铜、碘、锰、锌等微量元素，可使皮肤细腻、润滑、红润有光泽。

缺铁性贫血。小宝宝容易出现缺铁性贫血，而铁质必须在酸性条件下和在维生素C存在的情况下才能被吸收，所以吃苹果对婴儿的缺铁性贫血有较好的防治作用。

■ 搭配禁忌

不宜搭配萝卜、绿豆等食用，容易破坏营养成分，引起不适症状。

■ 宝宝爱吃的营养食谱

苹果肉末通心粉

做法：

通心粉煮熟后，放进凉水中过凉再捞起沥干。

苹果、胡萝卜切丁，青豆、西兰花先烫熟。

洋葱切丝入油锅炒香，加肉末，再倒入所有材料拌匀，用番茄酱调味即可。

苹果红薯糊

适用于5个月以上的宝宝。

材料：红薯50克，苹果50克。

做法：

1.将红薯洗干净，去皮，切碎；将苹果洗净，去皮去核，切碎备用。

2.将红薯块与苹果块一起放在锅内煮软，用勺子背面压成糊，即可。

健康小提示：苹果和红薯内含有碳水化合物、蛋白质、钙、磷以及多种维生素等营养物质。

苹果沙拉

材料：苹果400克，黄瓜200

克，盐3克，奶油80克，柠檬汁20克，白砂糖30克，胡椒粉3克。

做法：

1.苹果去皮去核切成丁，黄瓜去皮去籽切成小丁，放入盐水内浸泡10分钟。

2.盐、奶油、柠檬汁、白糖和胡椒粉调匀成汁。

3.苹果丁、黄瓜丁取出沥净水分，放入调好的汁拌匀即可。

健康小提示：苹果含有多种维生素、矿物质、糖类、脂肪等，构成大脑所必需的营养成分，助消化。

🥄 苹果葡萄干粥

材料：白米1杯，苹果1个，葡萄干2大匙，水10杯，蜂蜜4大匙。

做法：

1.白米洗净沥干，苹果洗净后切片去籽。

2.锅中加水10杯煮开，放入白米和苹果，煮至滚沸时稍微搅拌，改中小火熬煮40分钟。

3.蜂蜜、葡萄干放入碗中，倒入滚烫的粥，拌匀即可食用。

健康小提示：多吃苹果可增强记忆力。苹果不但富含多种维生素、脂类、糖类、矿物质等大脑所需的营养成分，且含有利于儿童生长发育和增强记忆力所需的锌。婴幼儿时期是大脑发育的关键时期，要使孩子有良好的记忆力，可以多吃苹果。

草莓：酸甜的维生素水果

■ 认识草莓

草莓：莓是蔷薇科植物草莓的果实，多年生草本植物，花白色。原产南美、欧洲等地，现在我国各地都有草莓栽培，每年6～7月间果实成熟时采摘，鲜用。

品种：草莓又叫红莓、杨莓、地莓等，是蔷薇科草莓属植物的泛称，全世界有50多种。

特点：富含氨基酸、果糖、蔗糖、葡萄糖、柠檬酸、苹果酸、果胶、胡萝卜素、维生素 B_1、维生素 B_2、烟酸及矿物质钙、镁、磷、铁等，这些营养素对生长发育有很好的促进作用，对老人、儿童大有裨益。

挑选：果实要新鲜，新鲜果实表面有丰富的光泽，不破裂，不流汁，不宜选购未全红或半红半青的果实。

■ 营养新知

草莓含有丰富的维生素C和叶酸，其中的维生素C不仅能抑制黑色素增殖，每百克草莓含糖6%～11%、蛋白质0.4%～0.6%、有机酸1%～1.5%、果胶1%～1.7%，还含有钙、磷、铁、胡萝卜素、核黄素、硫胺素等多种矿物质和维生素。其中维生素C的含量每百克达60毫克，比苹果、西瓜、葡萄高出近10倍，比柑橘也高2～3倍。充足的维生素C有利于宝宝大脑发育。

搭配橙子、柚子、柠檬等美容效果加倍。日常生活中，人们一般习惯于生吃草莓，这样正好保留了草莓中丰富的维生素C，如果能和橙子、橘子、柚子和柠檬等其他同样富含维生素C的水果

搭配，美容效果更出色。经常食用，能使宝宝的皮肤光滑细嫩。

草莓和酸奶一同食用，不但营养丰富，口感酸甜，而且能促进奶中钙的吸收，有养心安神、清凉解热的功效。

明目养肝。草莓中所含的胡萝卜素是合成维生素A的重要物质，具有明目养肝的作用。

防癌水果。草莓是鞣酸含量丰富的植物，在体内可吸附和阻止致癌化学物质的吸收。

■ 搭配禁忌

不宜搭配樱桃食用，容易上火。

■ 宝宝爱吃的营养食谱

🥣 草莓橙汁

做法：

草莓洗净，橙子、橘子、葡萄柚和柠檬各一个去皮，切成小瓣状。

将所有水果放入榨汁机中榨成果汁。

将少许冰块放入玻璃杯中，倒入果汁并加入1小匙蜂蜜，调匀即可。

草莓酸奶

做法：

将草莓洗净，去蒂，对半切，放入碗中。

倒入1杯酸奶和2大匙蜂蜜，调匀即可。

健康小提示：草莓中含有非常丰富的维生素C，不但容易溶于水，而且还不耐热，因此最好生吃，清洗时也不要在水中浸泡太久。

草莓蜂蜜羹

材料：草莓250克，鲜牛奶1杯，草莓冰激凌30克，矿泉水半杯。

做法：

1.将草莓清洗干净，去蒂，均切成小块。

2.将草莓块、鲜奶、草莓冰淇淋、矿泉水一起倒入榨汁机里，搅拌均匀倒入杯中即可。

营养师叮咛：草莓中维生素含量非常高，而且极易被吸收，是儿童、老人和病人的滋补果品。这道羹补虚养血、润肺利肠、解毒抗癌，可缓解放疗反应，促进康复。

草莓果冻

适用于9个月以上的宝宝。

材料：草莓50克，洋菜10克。

做法：

1.将草莓洗净去蒂后，切成细粒。

2.洋菜加水煮开后放入草莓粒，再稍煮一下，倒入果冻模子里即可。

健康小提示：果冻要用勺子一点一点地舀给宝宝吃，不要让他吞下太多以免卡住。

西瓜：夏日解暑的"好助手"

■ 认识西瓜

西瓜：西瓜是消夏的典型水果，也是夏季的主要水果，在炽热的夏日或气温闷热的热带夜晚，只要有冰凉的西瓜，便具有消除暑热的效果，堪称瓜中之王。

品种：西瓜以用途不同，可分为三类：普通西瓜、瓜子瓜、小西瓜。

特点：有清热解暑、解烦渴、利小便、解酒毒等功效，用来治一切热症、暑热烦渴、小便不利、咽喉疼痛、口腔发炎。

挑选：看皮色：一般来讲，成熟的西瓜皮是比较光滑、有光泽的，如果看上去还有茸毛，那就说明这个瓜还不熟。听声音：目前花皮的一般都是皮比较脆的，用手指弹瓜，如果听到比较清脆的声音即可，比较蒙的可能就不熟了。而其他皮色如黑美人等，因为皮比较厚，听起来就要蒙一点，如果听起来"噗噗"的是过熟的瓜。

■ 营养新知

西瓜是鲜果中含水分最高的品种之一，含有大量的蔗糖、果糖、葡萄糖、丰富的维生素A、维生素B、维生素C和烟酸，还含有多量的有机酸和氨基酸以及钙、磷、铁等矿物质。宝宝吃西瓜，不仅可以得到丰富的营养，而且有利于开胃口、助消化、利尿、促代谢、去暑疾。

对于盛夏酷暑吃不下饭，形体消瘦的"苦夏症"宝宝，适当多吃西瓜具有开胃助消化、促进新陈代谢、滋养身体的作用。

西瓜搭配薄荷，能使宝宝的情绪稳定，改善不良情绪，能清热解暑。

西瓜果肉（瓤）有清热解暑、解烦渴、利小便、解酒毒等功效，用来治一切热症、暑热烦渴、小便不利、咽喉疼痛、口腔发炎、酒醉。

西瓜皮用来治肾炎水肿、肝病黄疸、糖尿病。

西瓜子有清肺润肺功效，和中止渴。

■ 搭配禁忌

吃完羊肉后，不宜马上吃西瓜，易引起消化不良，影响西瓜的清热功效。

■ 宝宝营养食谱

❧ 西瓜汁

适用于4个月以上的宝宝。

材料：西瓜半个，白糖少许。

做法：用小勺将西瓜的瓤挖出来放入碗中，再用汤匙捣烂，最后用消过毒的洁净纱布过滤取汁即可。西瓜含糖较多，可以放入少许白糖，也可直接饮用。

功效：西瓜含有多种营养成分，另有氨酸、丙氨酸和谷氨酸等多种身体所需要的元素，常给宝宝喝西瓜汁，有清凉去火，避暑之效，也可防止宝宝在夏天因燥热而多病。

🥣 特色西瓜冰激凌

适用于9个月以上的宝宝。

材料：西瓜50克，香蕉1根，酸奶50克。

做法：

1.西瓜用勺子挖成西瓜球，放在盘子里，香蕉去皮切片。

2.在西瓜球的周围摆上香蕉片，再在西瓜球上部浇上酸奶即可。

功效：西瓜富含维生素B_6，香蕉中钾元素含量丰富，这个以假乱真的冰激凌在满足宝宝好奇心的同时，还可以提供他每天所需要的营养物质。

🥣 西瓜水果盅

适用于10个月以上的宝宝。

材料：西瓜半个，菠萝肉50克，黄桃30克，罐头山楂30克。

做法：

1.菠萝肉切块，黄桃切块，山楂取出待用。

2.把半个西瓜从底部横切一刀，留底，把瓜瓤挖出来切成块，与菠萝、山楂以及黄桃一起再装入掏空的西瓜内即成。

健康小提示：这是非常质朴的一种吃法，各种水果没有加调味料，吃的就是原汁原味，这些水果混合在一起后，颜色绚丽，能引起宝宝兴趣；另外，它的口感酸甜，可以让宝宝消暑解腻。

🥣 西瓜粥

适用于10个月以上的宝宝。

材料：西瓜500克，西米50克，橘饼10克，冰糖50克。

做法：

1.西瓜去籽、切块，西米浸涨，橘饼切成细丝状。

2.把去籽西瓜瓤、冰糖、橘饼放进锅内一同煮开。加入浸泡发涨后的西米煮熟即可。

功效：具有清热去暑、除烦止渴的功效。

香蕉：快乐的"智慧"水果

■ 认识香蕉

香蕉：香蕉为芭蕉科植物甘蕉的果实，原产亚洲东南部，我国台湾、广东、广西、福建、四川、云南、贵州等均有栽培。

品种：我国栽培的有甘蕉、粉蕉两个品种。甘蕉果形短而稍圆，粉蕉果形小而微弯。其果肉香甜。

特点：香蕉营养高、热量低，含有称为"智慧之盐"的磷，又有丰富的蛋白质、糖、钾、维生素A和维生素C，同时膳食纤维也多，是相当好的营养食品。

挑选：优质香蕉果皮呈鲜黄或青黄色，梳柄完整，无缺只和脱落现象；单只香蕉体弯曲，果实丰满、肥壮，色泽新鲜、光亮，果面光滑、无病斑、无虫疤、无霉菌、无创伤，果实易剥离，果肉稍硬。

■ 优势营养

香蕉属高热量水果，据分析每100克果肉的发热量达378焦耳。在一些热带地区香蕉还作为主要粮食。香蕉果肉营养价值颇高，每100克果肉含碳水化合物20克、蛋白质1.2克、脂肪0.6克，此外，还含多种微量元素和维生素。其中维生素A能促进生长，增强对疾病的抵抗力，是维持正常的生殖力和视力所必需的；硫胺素能抗脚气病，促进食欲、助消化，保护神经系统；核黄素能促进人体正常生长和发育。

预防感冒。香蕉能够增加白血球，改善免疫系统的功能，提高宝宝抵抗疾病的能力。

保护眼睛。香蕉中富含钾，可帮助宝宝排出多余的盐分，达到钾钠平衡，缓解眼睛不适。

■ 搭配禁忌

不宜空腹吃，畏寒体弱和胃虚的人不宜多吃，因为香蕉在胃肠中消化得很慢，对胆囊不好。

宝宝营养食谱

香蕉汁

适用于3个月以上的宝宝。

材料：香蕉两个。

做法：将香蕉去皮掰段，放入榨汁机加入适量温开水后榨汁，即可。

功效：香蕉含有大量的钾，这是宝宝成长过程中所不可缺少的营养元素，另外香蕉有很好的润肠作用，能缓解宝宝便秘，使宝宝有个好身体。

香蕉糊

适用于5个月以上的宝宝。

材料：香蕉半根，鸡蛋1个，牛奶、蜂蜜适量。

做法：

1.把鸡蛋煮熟、去壳，取出1/4个蛋黄，压成蓉。

2.香蕉去皮，压成蓉。

3.把蛋黄蓉与香蕉蓉拌匀，再倒入牛奶、蜂蜜拌匀即可。

健康小提示：香蕉营养含量高、热量低，有止烦渴、润肺肠、通血脉、填精髓之功效。给宝宝多吃以香蕉为原料的辅食，

会有很好的保健作用。

牛奶香蕉糊

适用于5个月以上的宝宝。

材料：熟透的香蕉40克，牛奶50克，玉米面10克，白糖适量。

做法：香蕉去皮后用勺研碎。牛奶加入玉米和白糖，边煮边搅匀，煮好倒入香蕉泥调匀即可。

功效：此糊香甜适口，奶香味浓，富含蛋白质、碳水化合物、钙、磷、铁、锌及维生素C等多种营养素。

香蕉三明治

适用于2岁以上的宝宝。

材料：香蕉100克，面包片10片，果酱30克。

做法：

1.将面包片上涂上果酱。

2.将香蕉去皮切段后夹在两片中间，然后用牙签固定住，即可。

功效：香蕉内含有丰富的钾、维生素等，能清热润肠、提高免疫力，还能预防癌症，又因为香蕉口味香浓甜蜜、软硬适中，宝宝会很爱吃，做成三明治后，更是会觉得新鲜又好吃。

第九章　蔬　菜

南瓜：廉价的营养瓜果

■ 认识南瓜

南瓜：一年生草本植物，能爬蔓，茎的横断面呈五角形。叶子呈心脏形。花黄色，果实一般扁圆形或梨形，嫩时绿色，成熟时赤褐色。果实可做蔬菜，种子可以吃。

特点：含有淀粉、蛋白质、胡萝卜素、维生素B、维生素C和钙、磷等成分。其营养丰富。

挑选：果实大，长筒形，尖端粗大，果面有浅色条纹，果面颜色嫩时深绿色，老熟时为浅红棕色，品质甘面。

■ 营养新知

南瓜的营养成分比较全面，营养价值也较高。南瓜含有较丰富的维生素，其中含量较高的有胡萝卜素、维生素B_1、维生素B_2、维生素C；此外，还含有一定量的铁、磷和钴。嫩南瓜中维生素C及葡萄糖含量比老南瓜丰富，而老南瓜中则含有较多的钙、铁、胡萝卜素，可以针对宝宝的身体状况分别适当选食。

南瓜含糖类、胡萝卜素、钾、磷和膳食纤维等丰富的营养，和肉类搭配最能发挥其优势营养。南瓜富含多种营养成分，有助于消化，有降血糖的作用。猪肉有丰富的营养，具有滋补作用，二者搭配，可增加营养，降血糖，让身体更强壮。

促进生长发育。南瓜中含有丰富的锌，参与人体内核酸、蛋白质的合成，是肾上腺皮质激素的固有成分，为人体生长发育的重要物质。

消除致癌物质。南瓜能消除致癌物质亚硝胺的突变作用，有防癌功效，并能帮助肝、肾功能的恢复，增强肝、肾细胞的再生能力。

■ 搭配禁忌

南瓜最好不要与羊肉同食，易引发腹胀、便秘。

南瓜不宜切碎弃汁制作馅料。

南瓜不宜与菠菜、油菜、番茄、辣椒、小白菜、菜花一起吃。因为南瓜含有较多的维生素C分解酶，如果与富含维生素C的食物同时吃，则不利于身体对维生素C的摄取。

■ 宝宝营养食谱

燕麦南瓜泥

适用于5个月以上的宝宝。

材料：南瓜50克，燕麦片50克。

做法：

1. 燕麦片用热水冲熟，也可煮熟。

2. 南瓜洗净，去皮去子入锅蒸至能轻易被筷子插进即可。用勺背压成南瓜泥，倒入冲好的燕麦片，搅匀。

功效：南瓜含维生素B、维生素C、钙、铁等多种营养物质，燕麦富含可溶性纤维。此菜有利于宝宝肠道、消化系统发育，提高免疫力。

南瓜浓汤

适用于7个月以上的宝宝。

材料：南瓜200克，高汤100克，鲜牛奶50克。

做法：先将南瓜洗净，切丁放入榨汁机中，加高汤打成泥状后入牛奶用小火煮开，拌匀即可。

功效：南瓜可以提供丰富的胡萝卜素、B族维生素、维生素C、蛋白质等等，其中胡萝卜素可以转化为维生素A，维生素A可以促进眼睛健康发展，预防组织老化，维护视神经健康。

南瓜粥

适用于7个月以上的宝宝。

材料：南瓜100克，米50克。

做法：南瓜切丁，然后和米一起熬，熬到南瓜和米都熟透变黏稠即可。

健康小提示：这个粥做好

后，是金黄色的，相当诱人，南瓜吃起来香甜可口，能增进宝宝的食欲，提高宝宝吃饭的积极性。

味道可口，可以暖胃，做成松饼后，更是颜色诱人，香气扑鼻，让宝宝一看就有食欲。

🥣 南瓜松饼

适用于13个月以上的宝宝。

材料：南瓜50克，低筋面粉10克，牛奶30克，奶油5克，白糖少许。

做法：

1.南瓜上锅蒸软后，去皮，压成泥状，与低筋面粉加上牛奶搅拌均匀。

2.用平底锅，均匀地把南瓜浆倒进去，煎熟。吃的时候，切成三角，撒上白糖，即可。

功效：南瓜含有糖、蛋白质、纤维素、维生素C、维生素A、维生素B_1、维生素B_2以及钙、钾、磷等多种营养成分，它本身

🥣 南瓜豆腐糊

材料：豆腐50克，南瓜50克，食盐、排骨汤适量。

做法：

1.将南瓜去皮、去籽洗净，切成1厘米见方的小块。

2.将豆腐洗净，切成1厘米见方的小块，开水焯一下，捞出过凉后，沥干水分。

3.坐锅，倒入排骨汤，加入豆腐、南瓜同煮至烂，加入适量食盐即可。

健康小提示：南瓜不仅含有丰富的锌及各种营养素，同时还具有多种食疗作用，中医认为南瓜具有补中益气之功效。

土豆：蔬菜里的"土人参"

■ 认识土豆

土豆：茄科茄属一年生草本植物，有芽眼，皮红、黄、白或紫色。又称马铃薯、洋芋、山药蛋、薯仔(广东、港澳地区的惯称)。块茎可供食用，是重要的粮食、蔬菜兼用作物。

品种：按薯块颜色分为黄肉

种和白肉种；按形状分为圆形、椭圆、长筒和卵形等品种。

特点：有很高的营养价值，营养全面。具有通肠功能，多吃可增强解毒功能。

挑选：勿选长出嫩芽的，因长芽的地方含有毒素，而肉色变成深灰或有黑斑的，多是冻伤或坏了，均不宜进食。

■ 营养新知

土豆能满足人体全部营养需要的95%，热量也高于所有谷类作物。与牛肉搭配可养胃。土豆中高浓度的蛋白酶，具有强大的抗病毒作用，而且它的味道与香气都较清淡，与牛肉等食材搭配都很适合，可弥补牛肉纤维对胃黏膜的影响，保护胃黏膜。

土豆素有"植物之王"的美誉，被称做"第二面包"、"十全十美的上等食品"。土豆热量很低，碳水化合物大部分是优质淀粉，很容易消化，不伤肠胃，而且土豆所含的氨基酸也易被吸收。

土豆的营养成分非常丰富，土豆蛋白质含量高而且质量好，接近动物性蛋白。它含有特殊的黏蛋白，不但有润肠作用，还有脂类代谢作用，能帮助胆固醇代谢。

和中养胃、健脾利湿。土豆含有大量淀粉以及蛋白质、B族维生素、维生素C等，能促进脾胃的消化功能。

补充营养、利水消肿。土豆含有丰富的维生素及钙、钾等微量元素，且易于消化吸收，营养丰富，在欧美国家特别是北美，土豆早就成为第二主食。土豆有利于高血压和肾炎水肿患者的康复。

■ 搭配禁忌

不宜搭配柿子、香蕉食用，易引起消化不良。

■ 宝宝营养食谱

香蕉土豆泥

适用于6个月以上的宝宝。

材料：香蕉1根，土豆半个，草莓几颗，白糖少许。

做法：

1.香蕉去皮，用汤匙捣碎，土豆洗净去皮，蒸至熟软，压成泥状，放凉备用。

2.将香蕉泥与土豆泥混合，摆上草莓，撒上白糖即可。

功效：香蕉土豆泥内富含叶酸，多摄取叶酸食物，对于婴儿血管神经的发育有帮助。

🥣 菜花土豆泥

适用于10个月以上的宝宝。

材料：菜花30克，土豆1个，肉末10克，盐、胡椒粉各少许，食用油适量。

做法：

1.菜花洗净，煮熟后切碎。

2.土豆熟后，去皮压成泥。

3.肉末用食用油炒熟后，与土豆泥、菜花混合拌均匀，加入少量盐和胡椒粉即可。

健康小提示：菜花含有很多维生素C，可以让宝宝的皮肤变得很白，还有很好的抗癌作用。

🥣 土豆烧排骨

适用于2岁以上的宝宝。

材料：猪排500克，土豆2个，植物油、姜末、蒜末、醋、黄酱、高汤、八角、白糖各适量。

做法：

1.土豆去皮切成块；排骨剁成小块，在沸水中略焯去血水。

2.油锅烧至七成热，放姜末、蒜末和排骨翻炒，炒到排骨变色时加入黄酱炒，再加入高汤漫过排骨，倒一点点醋，放一小块八角香料和少许白糖。

3.盖上盖子，大火烧开后转小关慢炖，至排骨熟加入土豆，大火再次烧开后转小火熬，土豆熟后便收汁起锅。

健康小提示：炖排骨时加一点儿醋，有助于排骨中钙的析出，提高排骨的营养价值。

🥣 红烧土豆

适用于12个月以上的宝宝。

材料：土豆半个，植物油5克，盐少许，老抽适量，葱末和姜末5克。

做法：

1. 土豆去皮，洗净，切成小块。

2.起油锅下入葱、姜末爆香后，放入土豆块，煸炒几下后加入老抽和适量的水，中火炖烂后加盐即可。

健康小提示：土豆是世界上公认的营养食物，它的蛋白质拥有18种人体所需的氨基酸，是一种优质蛋白，B族维生素、维生素C、碳水化合物以及钙、镁、钾等人体需要的其他营养素也都含量丰富，所以应常给宝宝吃，益处很多。

菜：强身健体的绿色卫士

■ 认识油菜

油菜：十字花科植物油菜的嫩茎叶，原产我国，颜色深绿，帮如白菜，属十字花科白菜变种。南北广为栽培，四季均有供产。

品种：按其叶柄颜色不同有白梗菜和青梗菜两种。白梗菜，叶绿色，叶柄白色，直立，质地脆嫩，苦味小而略带甜味。青梗菜，叶绿色，叶柄淡绿色，扁平微凹，肥壮直立，植株矮小，叶片肥厚。质地脆嫩，略有苦味。

特点：菜味辛、性温、无毒，入肝、肺、脾经；茎、叶可以消肿解毒，治痈肿丹毒、血痢、劳伤吐血。

挑选：购买油菜时要挑选新鲜、油亮、无虫、无黄叶的嫩油菜，用两指轻轻一掐即断者为嫩油菜，还要仔细观察菜叶的背面有无虫迹和药痕。

■ 营养新知

油菜性凉、味苦，有散血消肿、清热解毒的作用。油菜中含有丰富的钙、铁、维生素C，其胡萝卜素的含量也很丰富，是促进人体黏膜及上皮组织生长的重要营养源。油菜的营养成分含量及其食疗价值可以称得上蔬菜中的佼佼者。油菜的维生素C比大白菜高数十倍。油菜还含有一种能促进眼内视紫红质合成的物质，经常食用可以起到明目养眼的作用。

与香菇搭配可益智健脑、润肠通便。香菇含有丰富的钾、钙等，还含有核糖类物质，可抑制胆固醇升高，促进血液循环，有补血、降血脂等作用；油菜与香菇搭配可促进血液循环，具有润肠通便的功效。

解毒消肿。油菜中所含的植物激素，能够增加酶的形成，对进入人体内的致癌物质有吸附排斥作用，故有防癌功能。此外，油菜还能增强肝脏的排毒机制，对皮肤疮疖、乳痈有治疗作用。

强身健体。油菜含有大量胡萝卜素和维生素C，有助于增强机体免疫能力。油菜所含钙量在绿叶蔬菜中为最高，所含钙、铁、维生素A和维生素C可满足生理需求。

搭配禁忌

搭配南瓜：破坏营养，降低营养价值。

搭配山药：互相拮抗，影响营养的吸收。

宝宝营养食谱

香菇油菜粥

适用于12个月以上的宝宝。

材料：香菇1朵，油菜2棵，稠香米粥1碗。

做法：

1.香菇洗净剁碎；油菜洗净，切末。

2.粥内加水煮开后放入香菇末和油菜末，盖上锅盖，转小火煮10分钟，菜末煮熟即可。

健康小提示：香菇和油菜的含钙量比较丰富，对宝宝的眼睛很有益处。

油菜肉末煨面

适用于13个月以上的宝宝。

材料：小香葱10克，肉末30克，挂面50克，小油菜3棵，料酒1小匙，盐1小匙。

做法：

1.小香葱洗净切小段，用油爆香，另将肉末泡软，拣净杂质，放入葱段一同爆香，然后淋料酒，加水煮开，改小火。

2.另用半锅水烧开，将面煮熟，捞入肉末汤内，小火煨煮5分钟。

3.小油菜洗净，放入汤内同煮，并加盐调味后即可。

功效：油菜中含有丰富的钙、铁和维生素C，胡萝卜素也很丰富，是人体黏膜及上皮组织维持生长的重要营养源，对于抵御皮肤过度角化大有裨益。油菜还可促进血液循环，且含有能促进眼睛视紫质合成的物质，可起到明目的作用。

油菜豆腐

适用于1.5岁以上的宝宝。

材料： 猪肉或海米10克，豆腐50克，油菜1棵，大豆油、盐各少许，葱末和姜末1小匙。

做法：

1.海米或猪肉洗净后，在热水中烫一下，猪肉切小薄片。

2.油菜洗净，切成小段，豆腐洗净后，切成厚片，用油煎黄。

3.油锅烧热后，放入海米(或肉片)和葱末、姜末爆炒，随后下入豆腐、油菜段和少许水煸炒透后，放盐调味即可。

功效： 这道菜低脂肪、高蛋白质，很适合正在成长发育的宝宝。油菜中含有的植物纤维素可以缩短食物在胃肠道中的停留时间，促进新陈代谢，豆腐还可以补脾胃，改善宝宝食欲不振。

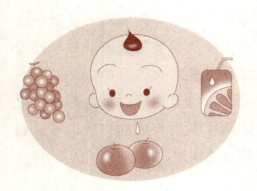

油菜鸭丝羹

适用于2.5岁以上的宝宝。

材料： 油菜100克，鸭脯肉100克，香菇50克，竹笋25克，鸡蛋1个，麻油、料酒、生粉、鸡汤、盐少量。

做法：

1.油菜择洗干净，切成菜末；鸭脯肉切成丁，用开水焯后弃水待用。

2.香菇去蒂，用水发胀后，洗净切成丁。竹笋去外皮，切成丁，洗净后与香菇一起用水焯后待用。鸡蛋去壳，蛋液入碗，搅匀待用。

3.起油锅，分别煸炒鸭脯丁、香菇丁、竹笋丁，放入料酒、盐，稍焖一会，再放入鸡汤，加适量调料，煮沸后放入油菜末，再煮沸浇上水淀粉，缓慢推匀，淋上香油。

功效： 有益于养心养脑，提高机体免疫能力。

菜：宝宝的天然营养库

认识紫菜

紫菜：紫菜属海产红藻，叶状体由包埋于薄层胶质中的一层细胞组成，深褐、红色或紫色。

品种：藻类植物红毛菜科坛紫菜、条斑紫菜、同紫菜、甘紫菜等多种野生紫菜的藻体。

特点：营养丰富，含碘量很高，可用于治疗因缺碘引起的甲状腺肿大。

挑选：优良质紫菜，具有紫黑色光泽（有的呈紫红色或紫褐色），片薄、口感柔软，有芳香和鲜美的滋味，清洁无杂质。用火烤熟后呈青绿色。次质紫菜，表面光泽差，片张厚薄不均匀，呈红色并夹杂绿色。口感及芳香味差。杂藻多，并有夹杂物。

营养新知

紫菜中蛋白质、碘和维生素B_2的含量高，氨基酸不仅含量高，而且种类多，脂肪含量低。紫菜含有较丰富的胆碱成分，经常食用能提高记忆力。紫菜中含有紫菜多糖，能够提高机体的免疫力。紫菜还含有丰富的维生素C，能够抑制亚硝胺的合成，预防疾病。常吃紫菜，能够清热利尿、化痰、降低胆固醇，调理生理机能，预防贫血，使头发乌黑亮丽，增加皮肤弹性。

紫菜质嫩味鲜，易溶于水，适合做汤。紫菜入汤，通常先将汤烧开，下配料或调料，最后再撕入紫菜并立即起锅，以免紫菜烧煮时间过长后损失营养成分，也可将紫菜蒸煮后切丝，拌入凉菜中。

增强记忆促成长。紫菜富含胆碱和钙、铁，能增强记忆，治疗妇幼贫血，促进骨骼、牙齿的生长和保健；含有一定量的甘露醇，可作为治疗水肿的辅助食品。

搭配禁忌

每次不宜食用太多，以免引起腹胀、腹痛。

不宜和含鞣酸较多的柿子、橘子等水果一起食用。

健康小提示：紫菜性凉，烹调时最好搭配一些肉来减低它的寒性。

■ 宝宝营养食谱

🥄 紫菜鱼卷

材料：紫菜两张，三文鱼肉100克，鸡蛋1个，葱姜汁、精盐、料酒、淀粉、麻油适量。

做法：

1.将紫菜洗净切成长6厘米、宽4厘米的块。将三文鱼洗净，切成片，待用。

2.鸡蛋去壳，蛋液入碗，搅匀。放入锅内摊成鸡蛋皮，凉后切成长6厘米，宽4厘米的块，放在板上，撒上淀粉，放入三文鱼片，上面放一张紫菜，卷成卷备用。

3.取一盘，抹上少许麻油，放入蛋皮紫菜，上锅蒸熟后取出，表面抹上香油，凉后切片即成。

功效：补充不饱和脂肪酸、维生素B、维生素A、尼克酸和多种矿物质，有益于健脑增智。

🥄 紫菜饭

材料：紫菜10克，银鱼20克，熟芋头10克，绿叶菜少许，稠粥1小碗。

做法：

1.紫菜撕成小块，银鱼切碎，用水冲洗后，均拿热水烫熟，煮熟的芋头压成芋头泥。

2.将稠粥倒入锅中，加入烫熟的紫菜、银鱼以及芋泥、绿叶菜煮开后即可。

功效：紫菜补碘效果奇佳，可以帮助人体维持机体的酸碱平衡，有利于宝宝生长发育。

🥄 紫菜汤

材料：紫菜、鸡蛋2个、高汤4杯，盐1茶匙、香油少许、水淀粉少许。

做法：

1.高汤放入锅内煮开，加盐。

2.鸡蛋打散，加入少许水淀粉调匀，汤煮滚时淋入鸡蛋液，待蛋花浮起时改小火。

3.将紫菜撕小片放入汤内，立刻熄火盛出，最后滴入少许香油即可。

健康小提示：蛋液中加少许水淀粉，煮好的蛋花会形成片状，很好看。

海带：宝宝的海底蔬菜

■ 认识海带

海带：藻体褐色，长带状，革质，一般长2～6米，宽20～30厘米。藻体明显地区分为固着器、柄部和叶片，我国沿海地区均有种植。

品种：仅此一种。

特点：生长在海底的岩石上，形状像带子，含有大量的碘质。

挑选：买海带的时候，一定要把海带卷打开，看看海带是否完整，叶片是否厚实，是否有小孔洞，或者是大面积的破损，有一层白色的粉末，这是好海带的重要标志。

■ 营养新知

海带的营养丰富，含有碘、铁、钙、蛋白质、脂肪及淀粉、甘露醇、胡萝卜素、维生素B_1、维生素B_2、尼克酸、褐藻氨酸和其他矿物质等人体所需要的营养成分，同时它的含碘量高，有促进宝宝大脑和性器官发育的作用。每100克干海带含尼克酸1.6克，比大白菜、芹菜高5倍多，尼克酸有助于人体的新陈代谢。

海带含碘量特别高，我国大部分地区人群缺碘。碘是人体不可缺少的元素，尤其是儿童生长发育与智力发育不可缺少的。所以，专家建议，婴幼儿应多吃海带类产品。

■ 搭配禁忌

海带不宜和柿子、葡萄、石榴、山楂、青果等果品同时食用。

健康小提示：海带应以温水浸泡，待变软后洗净烹食。浸泡的水要充足，并要经常更换。海带不宜在水中久泡后食用。最好的方法是干蒸半小时，再用清水泡发，就会变得脆嫩软烂。

■ 宝宝营养食谱

◆ 牡蛎海带粥

材料：鲜牡蛎150克，海带50克，豆腐50克，鸡蛋液1碗，大米100克，葱花、盐少许。

做法：

1.鲜牡蛎去壳，摘去牡蛎肠，冲净，用开水焯后，弃水，切成细丁。

2.海带洗净，上锅蒸10分钟后，取下切成细丁。豆腐用水焯后，放入碗中捣碎。

3.大米淘洗干净入锅，加适量水，煮成半熟时，加入牡蛎、海带、豆腐、鸡蛋、葱花，待全部熟时，加盐少许即成。

功效： 能增加锌、碘等元素，含丰富的蛋白质，有益于智力、体力的发育。

虾仁海带粥

材料： 鲜虾150克，海带100克，豆腐25克，小米（或大米）50克，葱花、盐少许。

做法：

1.鲜虾去壳，摘去虾背上的黑线，剁成细茸状；豆腐用水焯后，捣烂。

2.海带泡发后洗净，切成小丁状，放入碗中，上锅蒸10分钟取下。

3.将小米（或大米）淘洗干净后，放入锅中，加入适量水煮成半熟时，一并加入虾茸、豆腐、

海带，直至煮熟后，加入少许盐即成。

功效： 海带含碘极为丰富，有利于智力的发育，与豆腐相匹配，起到蛋白质的互补作用，有益于婴幼儿脑部神经及全身发育，能够促进婴幼儿的成长。

海带炖鸡肉

材料： 鸡肉100克，水发海带100克，枸杞10克，精盐、葱花、姜片、黄酒适量。

做法：

1.鸡肉洗净，切成小块，用水焯后弃水。

2.水发海带洗净，上锅蒸10分钟，取下，切成菱形。

3.锅中放适量水，煮沸后放入鸡肉块、海带，逐去浮末。加入黄酒、姜、葱、精盐、枸杞，待鸡肉熟烂时即成。

功效： 具有补心脑，补碘作用，有益于大脑发育和提高智力。

海带肉末羹

材料： 海带30克，肉末20克，盐、姜末、淀粉各少许。

做法：

1.海带洗净后切成细丝，然后剁碎，混入肉末，加姜末拌均匀。

2.锅内加水煮开后，下入肉末海带，边煮边搅，煮开3分钟后，加淀粉勾芡，放一点点盐调味即可。

功效：海带富含矿物质，此外还含有大量的胡萝卜素和纤维素。常吃海带可以避免宝宝因缺碘而甲状腺肿大。

菜：宝宝平安的保护神

■ 认识白菜

白菜：白菜原产于我国北方，俗称大白菜。引种南方，南北各地均有栽培。十九世纪传入日本、欧美各国。

品种：北方的大白菜有山东胶州大白菜、北京青白、天津绿、东北大矮白菜。

特点：含有蛋白质、脂肪、多种维生素和钙、磷等矿物质以及大量粗纤维，用于炖、炒、熘、拌以及做馅、配菜都可以。

挑选：包心的大白菜一直到顶部包心紧、分量重、底部突出、根的切口大的不为好。

■ 营养新知

"萝卜白菜保平安"。大白菜是很好的营养蔬菜，所含的钼、糖酶可抑制人体对亚硝氨的吸收与合成。与豆腐搭配，能清热解毒，利尿通便。豆腐提供植物性蛋白质、钙和磷等营养成分，白菜具有补中、消食、利尿、通便、清肺热、止痰、止咳等功效，二者搭配有助于减轻支气管炎、上呼吸道感染症状。

大白菜含有丰富的胡萝卜素、维生素B$_1$、维生素B$_2$、维生素C、尼克酸、粗纤维、蛋白质、脂肪、糖类、钙、磷、铁等。其中维生素C、核黄素的含量比苹果和梨高出5倍和4倍；所含微量元素锌高于肉类，并含有能抑制亚硝酸胺吸收的钼。而其大量的粗纤维，可以促进肠壁蠕动，帮助消化。

白菜汁含硒较多，除了有助于防治弱视外，还有助于增强宝宝体内白细胞的杀菌能力和抵抗重金属对肌体的毒害。

丰富的粗纤维不但能起到润肠、促进排毒的作用又有刺激肠胃蠕动、促进大便排泄、帮助消化的功能。对预防肠癌有良好作用。

秋冬季节空气特别干燥，寒风对宝宝的皮肤伤害极大。白菜中含有丰富的维生素C、维生素E，多吃白菜，可以起到很好的护肤效果，冬季应给宝宝多吃些白菜。

■ 搭配禁忌

不宜和兔肉搭配。易使蛋白质变性，降低营养价值。

忌食隔夜的熟白菜和未腌透的大白菜。

■ 宝宝营养食谱

🥣 白菜面糊

适用于6个月以上的宝宝。

材料：大白菜1/8片，肉汤3大匙，水淀粉适量。

做法：将大白菜切成小块，加入肉汤煮烂，将煮烂的白菜叶捞出捣碎，再放回锅中加入水淀粉煮至黏稠即可。

功效：白菜的蛋白质、维生

素C及无机物的含量较为丰富，用作宝宝的断奶食品最好不过。

🥣 小白菜玉米粥

适用于9个月以上的宝宝。

材料：小白菜50克，玉米面50克。

做法：

1.小白菜洗净，焯过，切成末。

2.用冷水或者温水将玉米面搅拌成浆，加入小白菜末。

3.在开水锅内下小白菜末、玉米浆，大火煮开即可。

功效：玉米是非常有益的粗粮，它的氨基酸、粗纤维以及植物蛋白含量都很高，让宝宝从小就适当吃些粗粮，不仅有利于身体的协调发展，还可防止宝宝挑食。

🥣 白菜炖鸡肉

适用于13个月以上的宝宝。

材料：鸡胸肉15克，大白菜20克，胡萝卜5克，淀粉1大匙，淀粉水3大匙，盐少许。

做法：

1.鸡胸肉洗净，剁碎，放入碗中加入淀粉拌匀。

2.大白菜、胡萝卜均洗净切

碎，放入锅中加水煮软。

3.再加入鸡肉泥煮熟，淋上淀粉水，煮至汤汁收干，菜汤呈浓稠状，加盐调味即可。

健康小提示：鸡胸肉必须充分剁碎，加入淀粉搅拌以便宝宝吞咽。

功效：大白菜纤维含量丰富，因此具有整肠功效，对于宝宝食欲不振效果佳，另外因富含维生素C，可预防小儿感冒发烧。

蒸白菜卷

适用于13个月以上的宝宝，生病时也可以吃。

材料：大白菜叶两张，肉末50克，荸荠4~5个，鸡蛋1个，葱末和姜末1小匙，盐少许，生抽1小匙。

做法：

1.大白菜叶用热水烫过，晾凉，荸荠洗净去皮切碎。

2.肉末加葱末、姜末、盐等搅拌均匀后，放入生抽，加进鸡蛋再次搅拌至馅发黏。

3.烫好的白菜叶平铺开，放肉馅卷成长条状，摆盘后，入锅蒸15~20分钟即可。

健康小提示：白菜菜质软嫩，清爽适口，富含维生素C、钙、磷、铁、胡萝卜素，能够通利肠胃，帮助宝宝消化吸收，加入肉末后的白菜吸纳了肉味，又香又软，味道非常好，而肉末有了白菜的铺垫，香而不腻，宝宝也会很喜欢。

番茄：维生素C冠军

认识番茄

番茄：又称西红柿、洋柿子。番茄的"番"字有时也被误写作草字头的"蕃"。原产于中美洲和南美洲，中国各地均普遍栽培，夏秋季出产较多。

品种：品种极多，按果的形状可分为圆形的、扁圆形的、长圆形的、尖圆形的；按果皮的颜色分，有大红的、粉红的、橙红的和黄色的。

特点：富含维生素A、C、B_1、B_2以及胡萝卜素和钙、磷、钾、镁、铁、锌、铜和碘等多种元素，还含有蛋白质、糖类、有机酸、纤维素。

挑选：以果形周正，无裂口、无虫咬，肉肥厚、心室小者为好。宜选择成熟适度的番茄，不仅口味好，而且营养价值高。

■ 营养新知

番茄含有矿物质、有机酸、番茄素和维生素等，是维生素C的最佳来源。番茄含有果胶，搭配肉类食用，可以帮助肉类食物的消化和吸收。

番茄是亦蔬亦果的菜品，尤其是维生素P的含量居蔬菜之首，是十大健康食品之一。番茄红素独特的抗氧化能力，能消除自由基，对心血管具有保护作用，保护细胞，增强人体免疫力。

番茄所富含的维生素A源能在人体内转化为维生素A，可以促进宝宝生长。番茄所含有的苹果酸和柠檬酸等有机酸，还有增加胃液酸度、调整胃肠功能的作用。

尼克酸　能维持胃液的正常分泌，促进红血球的形成，有利于保持血管壁的弹性和保护皮肤。所

以食用西红柿对防治动脉硬化、高血压和冠心病也有帮助。

番茄红素具有独特的抗氧化能力，能清除自由基，保护细胞，阻止癌变进程，清除有毒物质，每天摄入15毫克番茄红素可将晒伤的危险系数降低40%。

■ 搭配禁忌

不宜和鱼肉、猪肝、虾、南瓜、胡萝卜、蟹、红薯、土豆同食。

番茄忌与石榴同食。

番茄忌与虾蟹类同食，番茄富含维生素C，与大虾同吃，会生成砒霜，有剧毒。

■ 宝宝营养食谱

番茄土豆羹

适用于8个月以上的宝宝。

材料：番茄1个，土豆1个，肉末20克。

做法：

1.番茄去皮切碎；土豆煮熟，去皮切块，压成泥。

2.将步骤1中材料与番茄酱搅拌为一体，蒸熟即可。

健康小提示：出锅后加点番茄酱可以使菜的颜色鲜艳。有的

宝宝不喜欢吃单调的番茄，可以把它切成片或小丁，与土豆泥、肉末做成混合羹，能缓解番茄的酸味，使营养更全面。

功效： 番茄中含有丰富的维生素C和大量纤维素，帮助宝宝预防感冒，防止便秘。

番茄通心粉

适用于12个月以上的宝宝。

材料： 番茄1个，通心粉20克，牛肉末10克，芹菜叶5克，鸡蛋1个，植物油、盐各少许。

做法：

1.番茄用热水烫过去皮，切成小块，芹菜叶洗净切碎，鸡蛋打到碗里搅开；牛肉末用生抽、淀粉拌匀。

2.炒锅烧热后，放油，先炒牛肉末，再倒入番茄，炒软出汁，加适量水盖上锅盖用大火煮开后，下入通心粉和芹菜叶，转中火煮熟后，倒入蛋液，加一点盐，搅拌即可。

功效： 番茄汤内含丰富的β-胡萝卜素，这是一种抗氧化剂，可以帮助孩子抵抗重大疾病。所以常喝番茄汤，对宝宝成长很有帮助。在汤中放一些卡通形状的通心粉，能刺激宝宝食欲。

番茄鸡蛋面

适用于13个月以上的宝宝。

材料： 面条50克，番茄2个，鸡蛋2个，盐少许，香油1滴，姜1片，大豆油适量。

做法：

1.番茄洗净，切片；鸡蛋打散，加一点点盐搅拌开；姜片切碎成末。

2.锅内放油，油热后倒入蛋液，炒熟后盛出。

3.锅内再放一点油，烧热后，煸炒姜末几下，然后倒入番茄翻炒，待炒出汁液后将蛋花倒入同炒一会，加一点点糖调味，然后加水用大火煮。

4.另起一锅，放水，将面煮熟后，把面捞出来放入番茄的汤锅内，滴香油调味即可。

功效： 番茄含有的番茄红素是一种类胡萝卜素，也是维生素A的一种，它是番茄最重要的营养物质。由于番茄红素是脂溶性的，所以必须经过油脂烹调才能自然释放出来，才能更有利于人体有效吸收，经过油炒以后的番茄鸡蛋面，会让宝宝吸收得更好。

番茄酱蛋饺

适用于15个月以上的宝宝。

材料： 鸡蛋1个，土豆1个，胡萝卜半根，牛奶少许，番茄酱1大匙，花生油适量。

做法：

1.土豆、胡萝卜洗净后上锅蒸熟，将土豆去皮压成泥，胡萝卜剁成末，混入番茄酱搅拌均匀。

2.鸡蛋打到碗里，混入牛奶，搅拌均匀。

3.起油锅烧热后，倒入蛋液，摊成蛋饼，将番茄酱和土豆胡萝卜泥倒在蛋饼的一半上，然后将另一半压在混合物上，做成蛋饺，并翻一下面，两面都煎熟，即可。

功效： 番茄酱内含有丰富的番茄红素，这是一种类胡萝卜素，是目前已知的抗氧化能力最强的物质，可以提高人体免疫力，防止白内障等等，所以在饭菜里多加点番茄酱对宝宝身体好。

胡萝卜：首屈一指的食物黄金

■ 认识胡萝卜

胡萝卜： 又称红萝卜或甘笋。是伞形科胡萝卜属二年生草本植物，以肉质根作蔬菜食用。原产亚洲西南部，阿富汗为最早演化中心，栽培历史在2000年以上。

品种： 常见品种中，根呈球状或锥状，红、白、黄或紫色。我国栽培以红色为多。

特点： 营养价值丰富，包含多种胡萝卜素、维生素及微量元素等，被称作"平民人参"。

挑选： 以表皮光滑、形状整齐、心柱小、肉厚、不糠、无裂口和无病虫伤害的为佳。

■ 营养新知

胡萝卜含有蛋白质、脂肪、碳水化合物、钙、磷、铁、核黄素、尼克酸、维生素C等多种营养成分，其中β-胡萝卜素含量较高。β-胡萝卜素在肠和肝脏中能转变为维生素A，所以也被称为维生素A源，维生素A有保护眼睛、促进生长发育、抵抗传染病的功能，是宝宝们不可缺少的维生素。搭配牛肉，营养加倍。

宝宝从开始添加辅食起就可以喝胡萝卜水，吃胡萝卜泥和蒸透的胡萝卜段。有的宝宝不喜欢胡萝卜的味道，可以把胡萝卜和其他食物混合制作。

利膈宽肠。胡萝卜含有植物纤维，吸水性强，在肠道中体积容易膨胀，是肠道中的"充盈物质"，可加强肠道的蠕动，从而利膈宽肠，通便防癌。

健脾除疳。维生素A是骨骼正常生长发育的必需物质，有助于细胞增殖与生长，是机体生长的要素，对促进婴幼儿的生长发育具有重要意义。

增强免疫功能。胡萝卜素转变成维生素A，有助于增强机体的免疫功能，在预防上皮细胞癌变的过程中具有重要作用。胡萝卜中的木质素也能提高机体免疫机制，间接消灭癌细胞。

■ 搭配禁忌

不宜和白萝卜、醋一起食用，容易破坏维生素C或引起维生素A受损失。

■ 宝宝营养食谱

胡萝卜汤

适用于4个月以上的宝宝。

4个月起就可以尝试，如果宝宝不喜欢，也可以掺入牛奶同食。

材料：胡萝卜3根，盐少许，高汤适量。

做法：

1.胡萝卜洗净切成片，待用。

2.取汤锅一个，放入高汤与胡萝卜片同煮约10分钟，胡萝卜煮熟，加盐少许，搅拌均匀即可。

功效：胡萝卜含有丰富的β-胡萝卜素，可滋肝、养血、明目。

胡萝卜饼干泥

适用于6个月以上的宝宝。

材料：2小勺研碎的胡萝卜，1勺研碎的苹果，1勺牛奶，2勺肉汤，饼干末、蜂蜜各少许。

做法：取适量肉汤放入研碎的胡萝卜，煮开锅，然后把研碎的苹果放入锅内再煮片刻，煮到有点黏稠状再加入牛奶和饼干末用小勺调匀，停火出锅后放入少许的蜂蜜。

功效：本品含蛋白质、脂肪、糖类、胡萝卜素、维生素C及矿物质、挥发油等，对组成人体骨骼、神经细胞、血红细胞以及参与蛋白质的代谢都具有重要作用。

胡萝卜土豆肉末羹

适用于11个月以上的宝宝。

材料：土豆泥20克，胡萝卜1根，肉末30克，生抽、香油各适量。

做法：

1.胡萝卜洗净切块后，放入搅拌机打成浆，与土豆泥以及肉末混合。

2.将三合一的土豆胡萝卜肉末糊放在盘子里，上锅蒸熟，加1滴生抽，1滴香油即可。

功效：胡萝卜素可以保护宝宝的呼吸道免受感染，对视力发育也有好处，土豆更是营养丰富，是宝宝生长发育中不可缺少的辅食。

胡萝卜小鱼粥

材料：白粥，胡萝卜30克，小鱼干1大匙。

做法：

1.胡萝卜洗净去皮，切末，小鱼干泡水洗净，沥干备用。

2.将胡萝卜、小鱼干分别煮软，捞出，沥干。

3.锅中倒入白粥，加入小鱼干拌匀，最后再加入胡萝卜末煮滚即可。

功效：小鱼干的钙、铁含量丰富，对巩固宝宝的骨骼及牙齿健康发育有奇效，搭配胡萝卜熬成的粥，对保护眼睛，预防近视更有效。

胡萝卜玉米浓汤

材料：胡萝卜1根，玉米粒50克，红肠30克，黄油5克，面粉、盐、胡椒粉各少许。

做法：

1.胡萝卜煮熟，洗净去皮，切成小丁；玉米粒洗净；红肠切片。

2.取一个干净炒锅，放入黄油烧至融化时，下入面粉，炒至变色，加一勺温水慢慢搅开。

3.将奶油面粉糊放入汤锅再加适量水拌开，下入玉米粒、胡萝卜丁和红肠，慢慢搅拌煮开后，再焖煮3分钟，加盐和胡椒粉调味，即可。

功效：胡萝卜、玉米都是对这个阶段的宝宝非常重要的食物。这道淡淡的橘红色汤会让宝宝第一感觉就很好，另外混合了黄油、红肠的香气，味道浓郁，也很适合宝宝喝。

第十章 肉禽鱼蛋

猪肝：给宝宝明亮的大眼睛

■ 认识猪肝

猪肝：猪的肝脏。

品种：黄沙肝、油肝、猪母肝、血肝。

特点：猪肝含有多种营养物质，它富含维生素A和微量元素铁、锌、铜，而且鲜嫩可口，但猪肝吃前要去毒。

挑选：新鲜的猪肝，颜色呈褐色或紫色，有光泽，其表面或切面没有水泡，用手接触可感到很有弹性。

■ 营养新知

肝脏是储存养料和解毒的重要器官，含有丰富的营养物质，动物肝脏中含有丰富的维生素A、维生素B$_2$和矿物质硒等营养成分。其中，维生素A的含量远远超过奶、蛋、鱼、肉等食品，具有保护眼睛、维持正常视力、

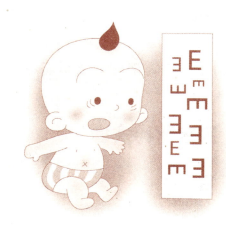

保护肤色健康的功效。肝是补血食物中最为普及的食物，尤其是猪肝，其营养是猪肉的十多倍，食用猪肝能够调节和改善人体内的造血系统的生理功能。猪肝搭配绿色蔬菜可以发挥解毒净化作用，清理人体肠胃的热毒，可以预防便秘。

明目补血：猪肝含丰富的蛋白质及动物性铁质，是营养性贫血儿童较佳的营养食品。补肝明目，养血。它还含有大量的维生素A，有助于幼儿的骨骼发育，促进表皮组织修复，对夜盲症有治疗的功用。

补充维生素B_2：维持健康的肤色，维持正常生长和生殖功能，增强人体的免疫反应，抗氧化、防衰老。

■ 搭配禁忌

搭配鲫鱼、鸡肉、鲤鱼食用，影响肠胃消化，易引起身体不适。

■ 宝宝营养食谱

猪肝泥

适合1岁以上的宝宝。

材料：猪肝50克。香油1克，酱油、精盐各少许。

做法：

1.将猪肝洗净，横剖开，去掉筋膜和脂肪，放在菜板上，用刀轻轻剁成泥状。

2.将肝放入碗内，加入香油、酱油及精盐调匀，上笼蒸20～30分钟即成。

功效：猪肝含有丰富的铁、磷，它是造血不可缺少的原料。

冬瓜肝泥卷

适合13个月以上的宝宝。

材料：猪肝30克，冬瓜30克，馄饨皮适量，米酒半小匙，盐少许。

做法：

1.冬瓜洗净后切成末，猪肝洗净后，剁碎成泥。

2.将冬瓜末和猪肝泥混合，加米酒和盐搅拌后做成馅，用馄饨皮卷好，上锅蒸即可。

健康小提示：肝泥可提供丰富的维生素A，对小儿生长发育很有好处，与冬瓜结合，可以使营养搭配得更完美。

猪肝小丸子

材料： 猪肝80克，鸡蛋1个，菠菜1棵，番茄半个，植物油适量，淀粉、料酒、盐、姜末各少许。

做法：

1.猪肝洗净后，切碎；菠菜洗净后，用热水焯过，挤干水分，切成末；番茄洗净，切碎。

2.将猪肝碎和菠菜末加鸡蛋搅拌均匀。

3.油锅烧热，下入番茄碎炒出汁后，加入猪肝丸子，再添少量的水焖煮至熟，即可。

功效： 猪肝含有丰富的蛋白质、脂肪、碳水化合物，还含有适量的钙、磷、铁、维生素A等，具有养血、明目等作用。

健康小提示： 把猪肝做成小丸子，口感更好，花样新鲜，宝宝也会很喜欢。

肉：宝宝爱吃肉

■ 营养新知

肉类营养丰富，种类多样。蛋白质含量为10%~20%，是富有营养、美味可口的食物。

补铁佳品： 肉中含铁、磷较高，铁以血红素形式存在，不受食物其他因素影响，生物利用率高，是膳食铁的良好来源。

人体所需蛋白质： 肉类是非常必要的食物，它是人们所需的动物蛋白质的一个主要来源。畜肉蛋白必需氨基酸充足，在种类和比例上接近人体需要，利于消化吸收，是优质蛋白质。

内脏很不错： 维生素的含量以动物的内脏，尤其是肝脏为最多，其中不仅含有丰富的B族维生素，还含有大量的维生素A。B族维生素中以B_2含量最高，猪

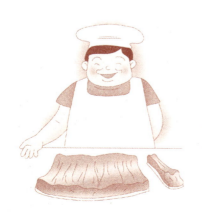

肝为2.08毫克/百克，牛肝为1.30毫克/百克，羊肝高达1.57毫克/百克。维生素A也以羊肝为最高，含量高达29900国际单位/百克，其次是牛肝和猪肝。除此之外，动物肝脏内还含有维生素D、叶酸、维生素C、尼克酸和维生素B_2等，所以动物肝脏是一种营养极为丰富的食品。

健康小提示：烹调对肉类蛋白、脂肪和无机盐的损失影响较小，但对维生素的损失影响较大。红烧和清炖肉，维生素B_1可损失60%～65%；蒸和炸的损失次之；炒损失最小，仅13%左右。维生素B_2的损失以蒸时最高，达87%，清炖和红烧时约40%，炒肉时20%。炒猪肝时，维生素B_1损失32%，维生素B_2几乎可以全部保存。所以从保护维生素的角度，肉类食品宜炒不宜烧炖和蒸炸。

每百克肉类营养成分含量						
成分名称	牛肉	嫩猪肉	鸡肉	兔肉	羊肉	瘦牛肉
蛋白质（克）	29	13.2	19.3	19.7	19	28
脂肪（克）	4.2	37	9.4	2.2	14.1	4.2
碳水化合物（克）	2	2.4	1.3	0.9	0	0
热量（千卡）	125	395	165	102	190	171

猪肉：让宝宝更有元气

■ 优势营养

猪肉性微寒，味甘、咸，有健脾益气、和胃补中、滋阴润燥、润滑肌肤的作用。猪肉加工后味道鲜美，质感可口，非常适宜咀嚼、消化功能尚不太强的婴幼儿食用。猪肉的蛋白质含量为13.2%，且十分优质；同时也含有丰富的维生素B_1、维生素B_6、维生素B_{12}以及婴幼儿生长发育不可缺少的锌、铁等营养成分。但由于猪肉中的脂肪酸含量较高，食用过多易导致宝宝肥胖，所以宝宝食用猪肉要适量。

猪肉提供的血红素铁和促进铁吸收的半胱氨酸，能改善缺铁性贫血。瘦猪肉的脂肪含量低于牛、羊肉。猪肉搭配黄绿色蔬菜能给身体补充蛋白质及各种维生素，充分补充身体消耗的能量，对宝宝身体发育具有非常大的帮助。

■ 搭配禁忌

猪肉含不饱和脂肪酸较多，不宜多食。

■ 宝宝爱吃的营养食谱

🥣 玉米排骨粥

适用于9个月以上的宝宝。

材料：玉米粒10克，排骨20克，粥1碗。

做法：

1.玉米粒剁碎；排骨剁小块。

2.粥内加水大火煮开，放入玉米碎、排骨块，小火熬烂，即可。

功效：排骨可以为宝宝补充优质蛋白质和钙、磷等矿物质。玉米的粗纤维含量多，可促进宝宝肠道蠕动。

🥣 红烧碎肉

适用于12个月以上的宝宝。

材料：五花肉50克，姜1片，老抽适量，红糖少许，大豆油适量。

做法：五花肉切成碎块，将油加热放红糖炒，炒至糖变色加碎肉，再炒片刻后，加水、姜片和老抽，转小火煮至肉烂即可。

健康小提示：五花肉营养丰富，容易吸收，能补充皮肤的养分，使宝宝皮肤更好。

🥣 奶汤小排骨

适用于13个月以上的宝宝。

材料：猪小排200克，胡萝卜1根，蘑菇50克，西芹50克，鲜牛奶250克，米酒1小匙，盐少许，大豆油少许。

做法：

1.猪小排洗净，切成小条块，用开水烫过后，沥干水分加米酒和盐腌一下。

2.锅内倒入大豆油，烧热后，放入排骨煎炒一下，捞起放入汤锅。

3.胡萝卜和西芹切成片，放入油锅煸炒后，捞起也放到汤锅中。蘑菇洗净，切块。

4.汤锅内倒入少量清水,用大火煮开后,加入150毫升鲜牛奶,用小火焖煮至排骨软熟,然后放入蘑菇块和剩下的牛奶,继续用小火焖煮至排骨酥软,香味出来后,加入适量盐,即可。

功效:肉、骨头和汤一起吃,可补充优质蛋白质,补充钙和磷等矿物质;添加了牛奶和蘑菇的小排骨,包含有了更多的钙质、纤维素,营养更均衡。

🥄 鱼香肉末炒面

材料:细挂面50克,猪肉末30克,玉米粒30克,洋葱20克,植物油适量,蒜末1小匙,盐、白糖各少许,生抽、老抽、醋各半小匙。

做法:

1.玉米粒洗净,与细面一起放到滚水里煮熟后,捞起晾凉;洋葱去皮,切丁。

2.起油锅放入蒜末炝锅后,下入洋葱丁和肉末以及玉米粒,炒熟,加盐、白糖、醋和生抽调味后,盛到碗里,做成鱼香肉末。

3.锅内的余油继续烧热,放入面条炒匀,加入鱼香肉末炒匀,淋上老抽拌均匀,即可。

鸡肉:宝宝的高蛋白食品

■ 优势营养

鸡肉肉质细嫩,滋味鲜美,富含高蛋白及磷脂类,巧妙搭配蔬菜与菌类,能促进营养的吸收,提高身体抵抗力。

鸡肉是高蛋白食品,每100克鸡肉中蛋白质含量达到19.3克,比羊肉、猪肉都高;鸡肉脂肪含量较低,每100克中仅含9.4克,而且多为不饱和脂肪酸,是消化能力尚不太强的婴幼儿的理想食品;鸡肉还含钙、磷、铁以及丰富的维生素A、维生素B和烟酸等。

喝鸡汤也要吃鸡肉。因为,即使炖了很长时间,鸡肉中所含的营养成分仍大大超过鸡汤。所以,为了全面吸收营养,不仅要给宝宝喝汤,更要让宝宝吃肉。

■ 搭配禁忌

不宜与鲫鱼、虾一起食用，食物的性味不和，易引起不良反应，不利于消化。

■ 宝宝爱吃的营养食谱

🥣 香菇鸡肉羹

适用于8个月以上的宝宝。

材料： 大米50克，鸡胸肉50克，香菇2朵，青菜2棵，植物油5克。

做法：

1.将大米淘净，香菇洗净剁碎，鸡胸肉剁成泥状，青菜切碎。

2.锅内放植物油加热，加入鸡肉泥、香菇末翻炒。

3.把淘好的米下入锅中翻炒数下，使之均匀地与香菇末、鸡肉泥等混合。

4.锅内加水，加盖熬煮成粥，待熟后再放入碎青菜，熬至黏稠时，即可。

功效： 香菇鸡肉羹的热量较低，纯蛋白质含量较高，属于高蛋白类食物；香菇中含有的微量元素可以调节身体状态，保证宝宝健康成长。

🥣 鸡肉松饭

适用于11个月以上的宝宝。

材料： 软米饭1碗，鸡肉末50克，芹菜20克，植物油、盐各少许。

做法：

1.将芹菜洗净，切成碎末。

2.锅内放油烧热后下鸡肉末加盐少许翻炒后，下入芹菜末继续炒，接着放入米饭，加一点点水盖上锅盖一起焖，大概2分钟以后，再翻炒均匀即可。

健康小提示： 鸡肉含优质蛋白质和不饱和脂肪酸，且肉质柔嫩，适合宝宝食用，加入了新鲜鸡肉的米饭，更加鲜香可口。

🥣 鸡丝炒青椒

适用于13个月以上的宝宝。

材料： 鸡胸肉50克，青椒1个，大豆油适量，盐少许。

做法：

1.鸡胸肉洗净，用热水焯过后，切成细丝。

2.青椒洗净后，掰成小块。

3.锅内放油，下入鸡肉丝煸炒后，下入青椒块炒熟，加盐调味即可。

功效： 青椒含大量的维生素

C，对舒缓牙龈出血颇有帮助。

 盐酥香鸡

适用于1.5岁以上的宝宝。

材料：鸡腿肉80克，淀粉少许，植物油适量，老抽2滴，盐少许，香油1滴，料酒1小匙，胡椒粉少许。

做法：

1.鸡腿肉洗净，切小块，放入碗中加入老抽、盐、料酒、香油腌入味，然后沾上淀粉后备用。

2.锅内倒油，烧热后放入沾满淀粉的鸡肉炸至金黄色，捞出来后沥干油，撒上胡椒粉，即可。

功效：鸡肉内蛋白质的质量较高，脂肪含量较低，而且它的蛋白质中，含有人体所必需的氨基酸，营养价值很高，宝宝吃了，可以滋补身体，还能提高免疫力，促进宝宝健康成长。

牛 羊肉：强壮宝宝的筋骨

■ 优势营养

牛肉性味甘热，具有益气补虚、温中暖下的作用。牛肉营养丰富，是优质的高蛋白食品，所含蛋白质比猪肉高1倍。牛肉中富含铁质。因此，牛肉也是给宝宝补铁的上好食品。羊肉比牛肉的肉质要细嫩，比猪肉的脂肪、胆固醇含量要少，多吃羊肉可提高抗疾病能力。冬季食用，可达到进补、防寒的双重功效。不过，夏秋季节气候燥热，不宜吃羊肉。

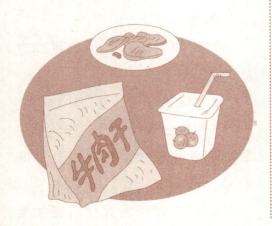

■ 吃牛肉的十大裨益

1.牛肉富含肌氨酸

牛肉中的肌氨酸含量比任何

其他食品都高，这使它对增长肌肉、增强力量特别有效。

2.牛肉含维生素B_6

蛋白质需求量越大，饮食中应该增加的维生素B_6就越多。牛肉含有足够的维生素B_6，可帮宝宝增强免疫力，促进蛋白质的新陈代谢与合成。

3.牛肉含肉毒碱

鸡肉、鱼肉中肉毒碱和肌氨酸的含量很低，牛肉中的含量却很高。肉毒碱主要用于支持脂肪的新陈代谢，产生支链氨基酸，是对增长肌肉起重要作用的一种氨基酸。

4.牛肉含钾和蛋白质

钾是大多数宝宝饮食中比较缺少的矿物质。钾的水平低会抑制蛋白质的合成以及生长激素的产生，从而影响肌肉的生长。牛肉中富含蛋白质：113克瘦里脊就可产生22克一流的蛋白质。

5.牛肉是亚油酸的低脂肪来源

牛肉中脂肪含量很低，但却富含结合亚油酸，这些潜在的抗氧化剂可以有效对抗运动中造成的组织损伤。

6.牛肉含锌、镁

锌是另外一种有助于合成蛋白质、促进肌肉生长的抗氧化剂。锌与谷氨酸盐和维生素B_6共同作用，能增强免疫力。镁则支持蛋白质的合成、增强肌肉力量，更重要的是可提高胰岛素合成代谢的效率。

7.牛肉含铁

铁是造血必需的矿物质。与鸡、鱼中少得可怜的铁含量形成对比的是，牛肉中富含铁质。

8.牛肉含丙氨酸

丙氨酸的作用是从饮食的蛋白质中产生糖分。如果宝宝对碳水化合物的摄取量不足，丙氨酸能够供给肌肉所需的能量以缓解不足。这种氨基酸最大的好处就在于它能够把肌肉从供给能量这一重负下解放出来。

9.牛肉含维生素B_{12}

维生素B_{12}对细胞的产生至关重要，而红细胞的作用是将氧带给肌肉组织。维生素B_{12}能促进支链氨基酸的新陈代谢，从而供给身体能量。

10.牛肉的食用多样化

如果连续几周甚至几个月日复一日地食用，鸡胸显得令人生厌。牛肉则不同，后腿肉、侧腹肉、上腰肉和细肉片在滋味和口感上都有所不同，与单调乏味的鸡胸肉的确不可同日而语。

■ 搭配禁忌

吃完牛羊肉后不宜马上喝茶，容易引起肠的蠕动减弱，诱发便秘。

■ 宝宝爱吃的营养食谱

牛肉冬菇粥

适用于9个月以上的宝宝。

材料： 冬菇50克，牛肉50克，稠粥1碗。

做法：

1.牛肉切碎，成粒状。稠粥加水和牛肉粒，大火煮。

2.冬菇洗净切粒后，待粥煮沸，加入粥内，转小火煮10分钟，即可。

功效： 牛肉的营养成分很高。宝宝每天需要的22种氨基酸中，一半以上的氨基酸可由人体制造，但有8种氨基酸在人体内无法自制，而牛肉中就含有人体所需的这8种氨基酸，而且是100%吸收。所以适当用牛肉为宝宝添加辅食，对宝宝身体很有益处。

番茄烩牛腩

适用于13个月以上的宝宝。

材料： 牛腩100克，番茄1个，番茄酱20克。

做法： 番茄用热水烫一下后，剥去皮，切成小碎块。牛腩洗净后切成小块。锅内加油烧热后下入姜片煸炒，随后放入番茄，炒出汁来后，下牛腩翻炒，加番茄酱和水，盖上锅盖焖煮30分钟，加盐调味即可。

营养师叮咛： 番茄含有丰富的维生素C和维生素A，是宝宝很好的营养食品。由于有机酸的保护，番茄在烹调过程中损失的维生素量较少，加入牛腩后，会提供更丰富的钙和蛋白质。

西芹炒牛柳

材料： 牛肉100克，西芹50克，胡萝卜20克，鸡蛋清1个，花生油适量，葱末和姜末1小匙，黄酒、盐、香油各少许。

做法：

1.牛肉洗净后，切成薄片，用鸡蛋清、盐上浆。

2.西芹、胡萝卜洗净后，切成片。

3.起油锅烧热后，加入牛肉片，同时加一点油，放入西芹、胡萝卜片，熟后捞出沥油。

4.锅内余油，加入葱末、姜末爆香后，再加水、盐和黄酒，煮开后，加入牛肉片、西芹片、胡萝卜片，淋上两滴香油即可。

功效：西芹含有丰富的纤维素，能帮助宝宝肃清体内毒素，保证健康成长，而含铁量丰富的牛柳可以让宝宝长得更结实。

鱼：宝宝吃鱼好处多

鱼类营养丰富，含有15%～20%极易消化的鱼肉蛋白质，所含1%～3%脂肪大部分为不饱和脂肪酸，钾、钙、磷、碘等的含量也比畜禽肉的含量多，极其适合婴幼儿食用。

■ 有啥好——宝宝吃鱼健康又聪明

鱼油中富含DHA（22碳6烯酸）和EPA（20碳5烯酸），这些都是不饱和脂肪酸，对人体极为有益。

DHA活化脑细胞：鱼类含有丰富的DHA，DHA可以使大脑细胞的分子构造变得柔软有弹性，可以让脑部神经的传导更为灵活，人就变得更聪明了。

EPA抑制癌细胞：鱼类含有EPA，可能大家对此还相当的陌生，但是，EPA确有抑制癌细胞扩散的重要功能。

鱼肉是心脏保护神：不饱和脂肪酸可以减少血液中的胆固醇浓度，防止血栓的情形发生，是心脏、血管的保护神。

补钙：鱼类的骨头(包含鱼刺)含有极为丰富的优良钙质，配合

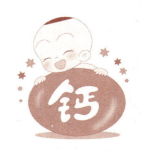

鱼肉中所含的维生素D(可以帮助钙质吸收)，是人类补充钙质的最佳来源。

■ 比比哪种鱼营养更丰富

草鱼：含有丰富的不饱和脂肪酸。肉嫩而不腻，可以开胃滋补。含丰富的硒元素。

鲫鱼：营养价值极高，特点是营养素全面，含糖分多，脂肪少。鲫鱼所含的蛋白质优质齐全，易消化吸收，是良好蛋白质的来源。

黄鱼：含有丰富的蛋白质、微量元素和维生素。丰富的微量元素硒能清除人体代谢产生的自由基，延缓衰老，对各种癌症有防治功效。

比目鱼：富含不饱和脂肪酸，易被人体吸收，含较少脂肪，还含有丰富的维生素A、维生素D、钙、磷、钾等，富含DHA。蛋白质含量很高。可增强智力，并具有祛风湿、活血通络等功能。

鲈鱼：秋末冬初，成熟的鲈鱼特别肥美，鱼体内积累的营养物质也最丰富。有补肝肾、益脾胃、化痰止咳之效。

鲤鱼：有滋补健胃，利水消肿，通乳，清热解毒的功能。

三文鱼：高蛋白低热量，含多种维生素及钙、铁、锌、镁、磷等矿物质，及丰富的不饱和脂肪酸。所有鱼类中，三文鱼所含的Ω-3不饱和脂肪酸最多，它能有效降低高血压和心脏病的发病率，还对关节炎、乳腺癌等慢性病有益处，对胎儿和儿童的生长发育有促进作用。

每百克鱼营养成分含量						
成分名称	黄鱼	鲤鱼	鲫鱼	鲈鱼	草鱼	比目鱼
蛋白质（克）	17.9	17.6	17.1	18.6	16.6	20.8
脂肪（克）	3	4.1	2.7	3.4	5.2	3.2
钙（毫克）	78	50	79	138	38	55
能量（千卡）	99	109	108	105	113	112

■ 怎么吃——营养、美味、方便一个都不能少

想给宝宝多吃鱼，又怕像刀鱼、鱿鱼等鱼含胆固醇太高，不适合小宝宝。其实，一般动物性食物胆固醇含量都会高一些。只要注意同时吃多种足量的蔬菜水果，就能避免胆固醇过多。只要宝宝不过敏，什么鱼都可以吃。品种越丰富，孩子的营养越全面。不过，量的方面要适当。

小心鱼刺！选适合宝宝吃的鱼。做鱼时要非常细心地挑出鱼刺，一定要保证把鱼刺剔除干净后再给宝宝吃。尽量做一些鱼刺较少、较大、容易剔刺的鱼给宝宝吃，宝宝如果还比较小，可以吃剁烂的鱼肉泥。

宝宝吃鱼首推银鱼、鳕鱼、黄花鱼、比目鱼等海鱼，这些鱼的刺较大，几乎没有小刺。

吃带鱼时家长要去掉两侧的刺，剩下中间和脊梁骨相连的大刺，给宝宝吃比较安全。

如果吃鲈鱼、鲫鱼、鲤鱼、鳊鱼等，最好给宝宝吃鱼肚子上的肉。

选择做鱼的方法时，要考虑孩子。可以选择焖酥鱼，使刺酥软，能随鱼肉一起咽下。

■ 注意：宝宝吃鱼有禁忌

鱼煎焦了不能吃：鱼煎焦后会产生较多的苯并芘，它是一种强致癌物质。鱼肉蛋白质含量丰富，如果烧焦了，高分子蛋白质就会裂变成低分子的氨基酸，并可形成致突变化学物质。

咸鱼最好少吃：咸鱼与鼻咽癌的发生有一定关系，而咸鱼对幼儿比成年人更具有致癌性。

少给宝宝吃鱼松：鱼松中氟化物含量较高，可以吃但不能长期食用，更不能成为宝宝的唯一鱼肉来源。

生鱼不能让宝宝吃：鲜鱼特别是淡水鱼中常有寄生虫寄生，做鱼时一定要煮熟烧透，常吃未煮熟的生鱼，有可能患寄生虫病。

■ 巧妈烹鱼小窍门

避免油炸：DHA是高度不饱和脂肪酸，非常易氧化，鱼肉买回家后应及早烹煮，最好采用清蒸或烤的方式，避免油炸，以保留最多的DHA。

鱼加豆腐好处多：鱼和豆腐中的蛋白质都是不完全的，搭配吃可取长补短。对吸收豆腐中的钙起到促进作用。鱼肉的不饱和脂肪酸、豆腐中的大豆异黄酮，都具有降低胆固醇的作用，一起吃对于冠心病和脑梗塞的防治很有帮助。

煎鱼防粘锅：热锅放油后再撒把盐，也可净锅后用生姜把锅擦一遍，但在煎鱼时不要经常翻动，直至鱼在锅里煎透后再翻动。

冻鱼放奶烧：烹制长时间放在冰箱里的鱼，可在汤中放些鲜奶增加鲜味。鱼从冰箱取出，先放在置有少许盐的容器中解冻，冻鱼肉中的蛋白质遇盐会慢慢凝固，防止进一步失去营养。

蒸鱼：蒸鱼时要用开水，可锁住内部鲜汁。蒸前在鱼身上放些鸡油或猪油，可使鱼肉更加滑嫩。在鱼的表皮涂层薄淀粉，可防蒸鱼时破坏鱼的表皮。新鲜的鱼蒸熟后眼睛向外凸出。

烧鱼防肉碎：烧之前要先把鱼煎透，油温要高。汤不宜过多，以水漫过鱼为度。翻动鱼用的铲子不要过于锋利，以防弄碎鱼肉。

去鱼腥：过早放姜不能起到去腥的作用，应把鱼煮一会儿再放姜，也可加入适量的牛奶、米醋或料酒，同样能达到去腥的效果。

■教你挑选新鲜的鱼

鱼嘴：鱼嘴紧闭，口内清洁。

鱼鳃：呈淡红色或鲜红色，鳃盖紧闭。

鱼鳞：纹理清晰有光泽，无脱落。

鱼眼：眼珠饱满稍突出，角膜透明且有光泽。

体表：鱼体表面有清洁透明的黏液层。

肉质：鱼体肉质发硬，质实而富有弹性，无腥臭味。

■让宝宝健康又聪明的鱼辅食

吃鱼不但会让人更聪明，还可以保护心脏血管，甚至会让人更快乐、不忧郁。因为鱼类所含的DHA，它们在人体内主要是存在于脑部、视网膜和神经中。DHA可维持视网膜正常功能，婴儿尤其需要此种养分，促进视力健全发展;DHA也对人脑发育及智能发展有极大的助益，亦是神经系统成长不可或缺的养分。

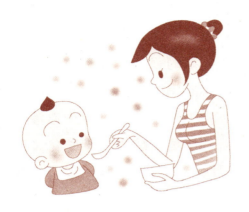

宝宝爱吃的营养食谱

鱼泥

此泥富含蛋白质、不饱和脂肪酸及维生素，婴儿常食，能促进发育，强健身体。适宜5个月以上的婴儿食用。

材料：净鱼肉50克，白糖、精盐各少许。

做法：

1.将收拾干净的鱼放入开水中，煮后剥去鱼皮，除去鱼骨刺后把鱼肉研碎，然后用干净的布包起来，挤去水分。

2.将鱼肉放入锅内，加入白糖、精盐搅匀，再加入100克开水，直至将鱼肉煮软即成。

3.注意用新鲜的鱼做原料，一定要将鱼刺除净，鱼肉要煮烂。

特点：软烂，味鲜。

清蒸鱼肉

从8个月起，可以给宝宝做这个吃。如果宝宝扁桃体发炎，就不要吃了。另外咳嗽时，也要遵医嘱，暂时放弃鱼类等"发物"。

材料：净海鱼肉，生鸡蛋1个。

做法：将鱼肉剁成肉泥，拌入蛋液搅拌均匀，上锅蒸熟即可。

健康小提示：海鱼肉含有丰富的蛋白质，常吃鱼可以让宝宝更聪明，而且8个月大的宝宝应该进入断奶期了，多给他吃些高蛋白的营养辅食更合适。

奶油三文鱼

适用于12个月以上的宝宝。

材料：三文鱼30克，黄油1小勺，洋葱1片，盐少许。

做法：

1.三文鱼切片，撒上盐腌一会；将黄油加热，加洋葱末炒香倒在鱼片上。

2.把腌好的鱼放入上气的蒸锅蒸7分钟即可。

：备受宝宝青睐的水产品

虾含有高质量的蛋白质，鲜虾中的含量约18%，干虾中的含量高达50%左右。虾中矿物质含量很丰富，每100克海虾含钙146毫克、磷196毫克、铁3.0毫克、锌1.44毫克。而每100克虾皮中钙含量高达1760毫克、磷1000毫克、铁6.7毫克。虾中含蛋白质是鱼、蛋、奶的几倍到几十倍；虾还含有丰富的钾、碘、镁、磷等矿物质及维生素A、氨茶碱等成分。

■ 优势营养

虾是口味鲜美、营养丰富的食品，虾的肉质和鱼肉一样松软，易于消化。虾肉含有丰富的钙、磷、铁等矿物质，还富含碘，对宝宝的健康大有裨益。科学分析显示，虾的可食部分蛋白质占到16%～20%左右，其中对虾居首，河虾次之。

虾肉鲜嫩，且没有骨、刺，在宝宝咀嚼能力还不太强时，可以经常做些以虾为原料的食物给宝宝吃，以此给宝宝提供优质的动物蛋白。

丰富的镁：镁对心脏活动具有重要的调节作用，能很好地保护心血管系统，它可减少血液中胆固醇含量，防止动脉硬化，同时还能扩张冠状动脉，有利于预防高血压及心肌梗死。

■ 搭配禁忌

虾一次食用不宜过多。

■ 淡水虾与海虾各有营养

淡水虾有河虾、小龙虾等；海虾有对虾、基围虾等。

基围虾：营养丰富，其肉质松软，易消化，对于身体虚弱以及病后需要调养的人是极好的食物；虾中含有丰富的镁，能很好地保护心血管系统，它可减少血液中胆固醇含量，防止动脉硬化，同时还能扩张冠状动脉，有利于预防高血压及心肌梗死；虾肉还有补肾壮阳，通乳抗毒、养血固精、化瘀解毒、益气滋阳、通络止痛、开胃化痰等功效。

小龙虾：肉洁白细嫩，味道

鲜美，高蛋白，低脂肪，营养丰富。龙虾还有药用价值，能化痰止咳，促进手术后的伤口愈合。

河虾：蛋白质非常丰富、营养价值很高，其中维生素A、胡萝卜素和无机盐含量比较高，而脂肪含量不但低，且多为不饱和脂肪酸，具有防治动脉粥样硬化和冠心病的作用。另外，虾的肌纤维比较细，组织蛋白质的结构松软，水分含量较多，所以肉质细嫩，容易消化吸收。

对虾：对虾肉质细嫩，味道鲜美，营养丰富，并含有多种维生素及人体必需的微量元素，是高蛋白营养水产品，被广泛用于各种菜肴的制作。

虾皮：虾皮营养极为丰富，100克虾皮中，含蛋白质39.3克、钙2克，是鱼、蛋、奶的几倍到几十倍。除此以外，虾皮还含有丰富的钾、碘、镁、磷等微量元素及维生素、氨茶碱等成分，且其肉质和鱼一样松软，易消化，不失为宝宝食用的营养佳品，对健康极有裨益。

每百克虾营养成分含量					
成分名称	基围虾	小龙虾	河虾	虾皮	对虾
蛋白质（克）	18.2	18.9	16.4	30.7	18.6
脂肪（克）	1.4	1.1	2.4	2.2	0.8
钙（毫克）	83	21	325	991	62
能量（千卡）	101	90	87	153	93

■ 宝宝爱吃的营养食谱

☛ 洋葱虾泥

适用于8个月以上的宝宝，生病时也可以吃。

材料：虾仁50克，洋葱20克，蛋清1个，沙棘酱适量。

做法：

1.虾仁挑去泥肠，洗净，拭干水分，剁碎加入蛋清，调匀。

2.洋葱洗净后，切丁，剁碎拌入虾泥中。

3.将拌好的洋葱虾泥上锅蒸5分钟，取出后用沙棘酱拌匀即可。

健康小提示：洋葱主要含有锌、大蒜素等抗氧化物质，宝宝吃了可以提高免疫力，促进肠胃蠕动；虾肉含有丰富的蛋白质、脂肪和DHA，是宝宝极佳的健脑食品。

虾仁豆花羹

适用于13个月以上的宝宝。

材料： 虾仁4只，豆花100克，鸡蛋1个，香菜末、盐各少许，高汤适量，水淀粉10克。

做法：

1.鸡蛋打成蛋液，虾仁洗净后，在背部划一刀，去泥肠，裹上蛋液。

2.高汤烧开后，放入虾仁煮滚，加水淀粉勾芡后放入豆花，略煮一下，加盐调味后，撒入香菜末即可。

功效： 鲜虾仁营养十分丰富，富含蛋白质、脂肪、无机盐、钙、磷、碘及多种维生素、胡萝卜素等，是人们饮食中蛋白质的重要来源之一。豆花则含有人体需要的多种氨基酸，能养心润肺。

青豆煨河虾

适用于13个月以上的宝宝。

材料： 河虾100克，鲜青豆50克，高汤100克，料酒1小匙，葱末和姜末1小匙，盐少许。

做法：

1.河虾洗净，放入开水中，加入葱末、姜末、料酒，待河虾转成红色后立即捞出，剥去外壳，剪掉头部的外须。

2.青豆放入锅内煮熟。

3.起油锅，放入煮熟的青豆和已剥去外壳的河虾，加入高汤，小火焖熟，加盐调味即可。

功效： 青豆含有优质的植物蛋白，可以预防宝宝便秘，河虾的钙含量丰富，能预防宝宝因为缺钙而患上佝偻病。

虾皮冬瓜

适用于1.5岁以上的宝宝。

材料： 虾皮20克，冬瓜60克，植物油适量，香油1~2滴，香菜末1小匙。

做法：

1.虾皮洗净；冬瓜去皮，洗净，切小块。

2.起油锅，下入冬瓜块炒透后，加入虾皮焖煮一会儿。滴入香油，放入香菜末即可。

功效：虾皮内含有丰富的钙、磷、碘，冬瓜含有多种维生素和矿物质，能祛痰，但味道比较淡，加入虾皮后，可以使口味变得浓郁，让宝宝更容易接受。

白灼基围虾

适用于2.5岁以上的宝宝。

材料：鲜基围虾500克，鲜嫩尖椒10克，葱30克，香菜20克，姜10克，酱油10克，白糖5克，味精1克。

做法：

1.将尖椒和15克葱均切成细丝放入碗中，放入白糖和少许酱油，调成味汁；其余的葱和姜切片；香菜切段。

2.把酱油、味精和两杯开水同放入锅中，放入香菜段烧开，放入葱片、姜片和基围虾，烧开后，捞出基围虾，与味汁蘸食即可。

健康小提示：鲜虾肉营养最丰富，肉质松软，可口。

鸡蛋：餐桌上的常胜冠军

特点：鸡蛋是人类最好的营养来源之一，鸡蛋中含有大量的维生素和矿物质及有高生物价值的蛋白质。

挑选：用手摸索蛋的表面是否粗糙，掂量蛋的轻重，把蛋放在手掌心上翻转等。良质鲜蛋蛋壳粗糙，重量适当。

■ 营养新知

鸡蛋含有丰富的蛋白质、脂肪、维生素、矿物质等营养物质，鸡蛋蛋白质有很高的被消化率，鸡蛋的蛋白质是完全蛋白质，其氨基酸的含量非常全面，并含有牛奶中蛋白质所缺少的含硫氨基酸。搭配蔬菜、蘑菇可以增加营养，补气益胃。

鸡蛋含有铁、磷、微量元素、维生素A和维生素E以及大部分B族维生素。鸡蛋中的铁含量超过牛奶，鸡蛋是仅次于鱼肝油的维生素D的天然来源。

鸡蛋能为各种年龄的人提供一种极为平衡的营养源，能满足婴儿、儿童和青少年迅速发育时的营养需要。鸡蛋中的卵磷脂对神经系统和身体发育有很大的作用，能健脑益智，有助于宝宝大脑的发育。

有些宝宝吃鸡蛋会发生过敏反应，这主要是对卵清蛋白过敏，应避免食用蛋清甚至全蛋。1岁后可以从逐渐少量地吃蛋黄开始，逐步适应，最后达到脱敏的目的。

健脑益智：鸡蛋黄中的卵磷脂、甘油三脂、胆固醇和卵黄素，对神经系统和身体发育有很大的作用。卵磷脂被人体消化后，可释放出胆碱，胆碱可改善各个年龄层人群的记忆力。

保护肝脏：鸡蛋中的蛋白质对肝脏组织损伤有修复作用。蛋黄中的卵磷脂可促进肝细胞的再生。还可提高人体血浆蛋白量，增强肌体的代谢功能和免疫功能。

■ 搭配禁忌

鸡蛋不宜和豆浆一起食用，易影响营养的吸收，降低营养价值。鸡蛋不宜和橘子同时食用，影响蛋白质消化吸收，产生不良症状。

■ 宝宝爱吃的营养食谱

蛋黄粥

适用于5个月以上的宝宝。

材料： 熟蛋黄1个，大米100克。

做法： 将米淘好，加水煮成粥，将蛋黄掰块，放入粥里，煮开即可。

健康小提示： 妈妈在喂食时可以舀取稀一点的粥，不要喂宝宝米粒。蛋黄中脂肪和胆固醇的含量都比较高，无机盐、钙、磷、铁和维生素也比较集中。所以蛋黄是婴幼儿摄取铁等发育必需元素的很好来源。

鸡蛋稠粥

适用于8个月以上的宝宝。

材料： 鸡蛋1个，大米50克。

做法：

1.大米淘洗干净后加水煮开，转小火继续熬。

2.鸡蛋打散备用，在米粥熬到水少粥稠时，倒入蛋液，搅拌均匀即可。

小贴士：在给宝宝添加辅食的过程中，要一步步让宝宝适应正常的饭菜，由稀粥到稠粥就是一个很好的过渡。8个多月，快9个月的宝宝要尝试吃稠粥，等到了9个月就要吃软饭了。

鸡蛋饼

适用于12个月以上的宝宝。

材料：面粉40克，鸡蛋1个，盐少许，植物油适量。

做法：

1.将鸡蛋打匀后，加入面粉、适量的水还有盐继续搅打软硬适中的面胚。

2.面胚压成薄薄的面饼后，放入油锅煎熟即可。

鸡蛋炒番茄

适用于1.5岁以上的宝宝。

材料：鸡蛋1个，番茄半个，大豆油、盐各少许，香菜末1小匙。

做法：

1.鸡蛋打到碗里，搅成蛋液；番茄去皮，切小块。

2.起油锅，倒入蛋液，炒熟后倒回碗里，锅内再加一点油，下入番茄块，炒出汁液后，放入炒熟的

鸡蛋，加盐和香菜末即可。

功效：番茄含有丰富的营养素，它所富含的维生素A原，能在人体内转化为维生素A。而且其中含有的苹果酸和柠檬酸等有机酸，能增加胃液酸度，帮助消化，有调整胃肠功能的作用，加入鸡蛋后，鸡蛋的鲜味和番茄的酸甜味融合在一起，味道非常好。

叉烧鸡蛋

适用于2.5岁以上的宝宝。

材料：鸡蛋1个，白糖、酱油适量，食盐1克，葱末、姜末、食用油少许。

做法：将鸡蛋煮熟，去掉蛋壳。坐锅，锅内放入少许食用油，烧至五六成热时，放入白糖、姜末、葱末，待糖起泡发红时。加入酱油、食盐、水，再放入煮好的鸡蛋，微火煮10分钟左右，待汤汁浓时，即可盛出食用。

健康小提示：不要给幼儿用维生素C制剂代替蔬菜，因为维生素C制剂为合成制剂，长期服用可以在体内形成草酸，容易造成肾结石，应该多补充含维生素C的食物，食物中所含有的维生素C，更

有利于人体内的代谢功能。

鲜虾沙拉蛋

材料：鲜虾4只，鸡蛋1个，沙拉酱适量。

做法：鸡蛋蒸熟，去壳切成小块。鲜虾洗净，除去外壳和泥肠，用沸水焯熟再切成小块，与鸡蛋和沙拉酱一起拌匀即可。

健康小提示：虾是口味鲜美、营养丰富的食品，虾的肉质和鱼肉一样松软，易于消化。虾肉含有丰富的钙、磷、铁等矿物质，还富含碘，对宝宝的健康大有裨益。科学分析显示，虾的可食部分蛋白质占到16%～20%左右，其中对虾居首，河虾次之。

鸡蛋面

材料：鸡蛋2个，面粉50克，菠菜20克，胡萝卜20克，麻酱20克，食盐少许。

做法：将鸡蛋打入盆内搅匀，放入面粉和成面团揉匀，饧5分钟后拿出，放在面板上擀成面条。锅内水烧开，放入面条煮熟。麻酱用凉开水打开，加入食盐，调成糊状拌面。将胡萝卜洗净切成丝，菠菜洗净切成段，分别放入沸水中焯一下，盛在碟中。吃时，将胡萝卜丝、菠菜段放在面条上面，然后加入适量的麻酱糊拌匀即可。

健康小提示：宝宝吃饭时不要边吃饭边喝水，这样会冲淡消化液，使各种消化酶活性减弱，从而影响消化吸收。可以在饭前1小时饮水，这样，等到吃饭时便会有充足的消化液分泌出来，有利于消化吸收。

奶酪蛋汤

材料：奶酪20克、鲜鸡蛋1个、西芹末20克、番茄末20克、骨汤1大碗、盐、胡椒等。

做法：奶酪与鸡蛋一道打散，加些精面粉；骨汤烧开，调味，淋入调好的蛋液；最后洒上西芹末、番茄末作点缀。

健康小提示：西式蛋汤由于加入奶酪而钙质含量变得丰富，同时口味也更浓郁了，确实是宝宝的一道富钙美食。

第三篇

保证宝宝健康的多元营养素

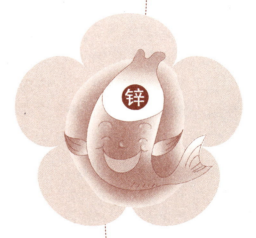

锌

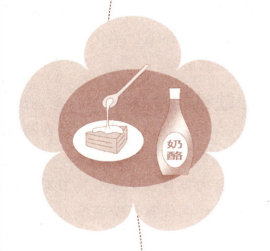

奶酪

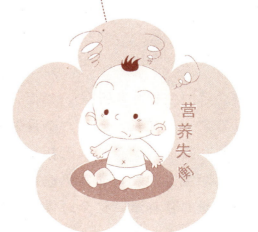

营养失衡

第十一章
补充铁质，预防宝宝患缺铁性贫血

铁元素对宝宝来说是很重要的元素。铁是血红蛋白里很重要的成分，它参与血红蛋白的构成，参与氧的构成，为整个身体供氧。因此要给宝宝补充足够的铁质，保证身体发育的需要。

正常的宝宝出生后，体内会存储一定量的铁，足够宝宝三四

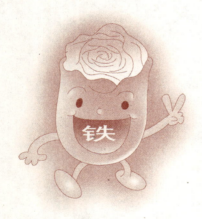

个月的生长发育所需，然而，随着宝宝的成长，到五六个月的时候，其体内储存的铁已耗尽，而此时宝宝的发育非常迅速，需要大量的营养素，这个时候需要及时给宝宝添加辅食，以确保宝宝对铁的需求。如果没有及时为宝宝添加含铁的辅食或添加太少，就会使宝宝因为缺铁而患上缺铁性贫血。

■ 宝宝缺铁的症状

如果缺铁，尤其是长期缺铁，宝宝就会出现一些贫血的症状，脸色蜡黄或苍白，烦躁，怕冷，头发又细又稀，身体抵抗力较弱，易患感冒、消化不良、腹泻甚至肺炎等。

■ 缺铁的危害

有研究表明，长期贫血容易造成缺氧，大脑缺氧进而影响宝宝的智力发育，使宝宝智力发育迟缓，比同龄孩子智商低，而且会影响脏器，比如胃肠道出现功能障碍，影响消化吸收，进而影响宝宝的生长发育，使宝宝发育迟缓，个头矮小。

宝宝补铁方案

采用药剂给宝宝补铁。贫血的宝宝食欲会受到影响，所以发现宝宝贫血以后，建议妈妈首先请医生用药物帮助纠正宝宝的贫血，并严格遵照医嘱用药，不能过量补充铁剂，否则容易导致中毒，甚至危及生命，不宜擅自购买补血铁剂给宝宝食用。

通过食物给宝宝补铁。食物中含铁量较高的是海带、紫菜、黑木耳、猪肝、菠菜等，其次是豆类、蛋类、和芹菜。还可以多给宝宝喂一些蛋黄羹、肝泥等食物。植物性食品含铁量虽高但不易被人体所吸收，若将植物性食物与动物性食物混合食用，可以促进植物性食物中铁的吸收。另外几种植物性食物混合食用，也可增加铁的吸收量。另外，含维生素C的新鲜水果汁有利于促进宝宝对铁的吸收，可以多给宝宝喂一些橘子汁。

补铁菜单

高粱红枣粥

材料：高粱米50克、红枣5颗。

做法：

1.将红枣洗净去核，加入温开水浸泡至软。

2.将高粱米倒入锅中，小火炒至淡黄色，出锅。

3.将高粱米和红枣共同倒入锅中，加适量清水，煮至稠状即可。

健康小提示：高粱含有丰富的钙和磷，有助于促进宝宝骨骼发育。红枣中富含蛋白质、维生素、钙、铁等营养物质，可为宝宝身体发育提供全面的营养，并且具有补血和提高机体免疫力的功效。此粥适合一岁以上的宝宝食用。

糖水樱桃

材料：成熟樱桃100克。

调料：绵白糖3小匙。

做法：

1.将樱桃洗净，去蒂、去核，放入锅内，加入白糖及50克水，用小火煮15分钟左右，煮烂备用。

2.将锅中樱桃搅烂，倒入小杯中，待凉后喂食。

健康小提示：樱桃含有丰富的铁和胡萝卜素，其中铁的含量比苹果、橘子高20倍，居水果之首，另外樱桃还含有钙、B族维生素、维生素C等多种营养素，此辅食有很好的补铁功效，可防止贫血，为宝宝增加好气色。适合一岁以下的宝宝食用。注意制作的过程中一定要把樱桃的核和皮去净。

蛋黄羹

材料： 鸡蛋一个，肉汤200毫升。

调料： 味噌适量。

做法：

1.鸡蛋煮熟，取鸡蛋黄放入碗内捣碎，并加入肉汤研磨至均匀、光滑为止。

2.将研磨好的蛋黄放入锅内，加入味噌，边煮边搅拌，混合即可。

健康小提示： 鸡蛋黄营养丰富，可供给宝宝丰富的蛋白质、维生素、铁、钙等，并有养血、预防缺铁性贫血的功效，这道菜软嫩、鲜香，非常适合4个月的宝宝或营养不良的宝宝食用。注意一定要把蛋黄研磨得很细，不能有小疙瘩。

五色猪肝汤

材料： 猪血100克，火腿半大匙，丝瓜适量，鸡蛋一个，冬菇、生姜各少许。

调料： 鸡汤、水淀粉各适量，盐、白糖、油各少许。

做法：

1.猪血切小丁，火腿切丁，丝瓜去皮、去子、切丁，冬菇切丁，生姜切末。

2.锅中加水烧开，加入猪血丁、冬菇丁，煮去其中的异味，捞出备用。

3.另起锅热油，放入姜末，注入鸡汤，用中火烧开，加入猪血丁、火腿丁、丝瓜丁、冬菇丁，调入盐、白糖烧开，用水淀粉勾芡，再打散鸡蛋推入，然后淋入香油即可。

健康小提示： 猪血含铁量较高，是难得的补血佳品。宝宝常吃猪血，可有效补充体内消耗的铁质，防止缺铁性贫血的发生。同时这道汤对宝宝肠炎、消化不良均有较好的疗效，适合一岁以上的宝宝食用。

🥣 菠菜猪肝汤

材料：猪肝适量，菠菜、姜丝各少许。

调料：冰块少许，盐适量，香油少许。

做法：

1.猪肝洗净、切片，放入冰块拌腌，菠菜洗净，切段、备用。

2.把水、姜丝放锅中煮到沸腾，加入盐调味，再把猪肝沥去血水与菠菜段一起放入锅中，以大火煮滚后滴入香油即可。

健康小提示：猪肝和菠菜都含有丰富的铁质，两者搭配做汤，补铁效果非常好，贫血的宝宝要多吃。适合一岁以上的宝宝食用。

🥣 菠菜拌鱼肉

材料：鱼肉、菠菜各适量

做法：

1.鱼肉去皮、骨，放入沸水中氽烫熟，捣碎。

2.将菠菜叶洗净、煮熟、捣烂。

3.将鱼肉与菠菜混合均匀即可。

健康小提示：菠菜含有铁及多种维生素，鱼肉富含蛋白质、钙等营养物质。两者搭配，其功效更加卓著，不但能补充铁质、预防缺铁性贫血，还能补钙，强壮宝宝骨骼。适合8个月的宝宝食用。

第十二章
科学补碘，预防甲状腺疾病

　　碘是小儿发育过程中必不可少的微量元素，对宝宝的智力发育和身体发育有关键作用。由于碘是合成甲状腺激素的成分，如果摄入不足，必然会影响甲状腺激素的分泌。而甲状腺激素又是人脑发育所必需的内分泌激素，所以缺碘会进一步影响宝宝的大脑发育。通常，甲状腺缺碘会造成小儿甲状腺机能减退，引起克汀病和甲状腺肿大，同时宝宝的智力发育也受到影响。

■ 宝宝缺碘的症状及危害

婴儿期的宝宝缺碘，容易引起克汀病，主要症状有：身材矮小，发育迟缓，上半身比例大，听力、语言和运动障碍，智力低下，有黏液性水肿，皮肤干燥粗糙，面容呆苯，鼻梁塌陷，两眼间距宽，舌头经常伸出口外，甚至出现聋哑、精神失常等症状。幼儿期宝宝缺碘则会引发甲状腺肿大（俗称大脖子病）。甲状腺肿大会导致宝宝吞咽困难、气促、声音嘶哑、精神不振。

■ 宝宝缺碘的原因

宝宝缺碘分先天和后天。先天缺碘是指胎儿时期母体缺碘导致宝宝出生后缺碘；后天缺碘是指宝宝出生后碘摄入量不足，包括母乳含碘不足和辅食含碘不足。但是无论是先天缺碘还是后天缺碘，除去地方性缺碘的情况外，主要是由于饮食搭配不合理、烹饪不科学造成的。例如：做菜时习惯将盐直接放入油锅爆炒，很容易造成碘挥发，使饮食中含碘量低。

■ 给宝宝科学补碘

缺碘重在预防，科学的饮食能使宝宝摄入适量的碘，防止宝宝缺碘症状的发生。平时烹调食物坚持使用合格碘盐，并正确使用碘盐。适当让宝宝食用一些富含碘的天然食品。多吃海带、紫菜、海鱼、虾等含碘丰富的海产品，能够有效地预防宝宝缺碘。假如宝宝过小，还不能吃辅食，则要为宝宝选择合适的配方奶粉，以保证宝宝对碘等多种营养元素的需求。人体对碘的摄入量并不是越多越好。碘对甲状腺肿大的发生有明显的双向性，摄入不足会引起低碘甲状腺肿大，而摄入过高时也会引起高碘甲状腺肿大。碘极易挥发，存放必须密闭遮光，最好以棕色遮光有盖的瓶子存放碘盐，并置于阴凉处。

■ 补碘菜单

橘味海带丝

材料：干海带150克，新鲜大白菜150克，干橘皮15克，香菜段适量。

调料：白糖、香醋、酱油各适量。

做法：

1.先将干海带放在锅里煮20分钟左右，捞出后备用。

2.把海带和大白菜切成细丝放在盘里，加上酱油、白糖和香油，撒上香菜段。

3.再将干橘皮用水泡软，捞出后剁成碎末，放入碗里加醋搅拌；把橘皮液倒入盘中拌匀后即可食用。

健康小提示：海带含有丰富的碘，大白菜含有丰富的维生素和纤维素，配以橘皮调味，即能为宝宝补充丰富的矿物元素和维生素，而且非常开胃，让宝宝有个好胃口。适合1岁以上的宝宝食用。

五色紫菜汤

材料：紫菜30克，熟猪肉15克，玉兰片15克，水发冬菇15克，胡萝卜15克，豌豆10粒。

调料：盐、鸡油各少许，清汤3碗。

做法：

1.胡萝卜去皮，切成薄片，用开水氽烫一下，捞出沥水，备用；熟猪肉切成片；玉兰片切成小薄片。

2.紫菜用凉水发开，洗净，沥干，放在汤碗中；冬菇洗净、去蒂，切成片。

3.锅置火上，加清汤，煮沸后，放入除紫菜以外所有食材，一起煮5分钟左右，撇去浮沫，加盐、鸡油搅匀，倒入紫菜汤碗中即成。

健康小提示：紫菜是非常好的补碘食材，方便易操作。而且此汤有胡萝卜和豌豆搭配，维生素和蛋白质也非常丰富，可为宝宝的身体全面补充营养。适合两岁左右的宝宝食用。

紫菜豆腐羹

材料：紫菜40克，豆腐300克，番茄100克。

调料：盐适量。

做法：

1.紫菜用清水浸开，再用沸水煮一会，拭干水分，剪成粗条。豆腐切成小粒备用。

2.番茄切成小块，烧热锅，加油略炒，加水煮沸后，再加入豆腐粒与紫菜条同煮，加盐调味即可。

健康小提示：此菜含大量钙质的食品，帮助骨骼生长，豆腐含丰富的钙质，紫菜等海藻食物含丰富的碘质，对生长发育及新陈代谢是非常重要的。

第十三章
给宝宝补硒，提高宝宝免疫力

硒是人体内的微量元素之一，虽然在人体内的含量不多，但与宝宝的健康息息相关。硒有很好的抗氧化功效，能阻断活性氧和自由基的致病作用，故体内硒水平的高低直接影响到机体的抗氧化能力及对相关疾病的抵抗能力。同时，硒几乎存在于所有免疫细胞中，补充硒可以明显增强宝宝的免疫力，从而收到防病的效果。

■ 宝宝缺硒的症状

免疫功能下降，易患心肌炎和假白化病。牙床无色，皮肤、头发无色素沉着以及大细胞性贫血。精神萎靡不振。容易反复感染消化道和呼吸道疾病。发生克山病，大骨节病。

■ 硒的作用

对宝宝眼睛发育有益。近视、弱视等眼疾的生成，主要是眼内自由基攻击晶状体，使蛋白质凝固，在晶状体内堆积沉淀，最终导致晶状体混浊，引发各种眼疾。硒有很好的抗氧化能力，它在一种消灭人体自由基的酶中担当重要任务，能清除晶状体内的自由基，使晶状体保持透明状态。现在的宝宝很"忙"，忙着读书、上网及练琴，宝宝的眼睛也越来越累，普遍存在用眼过度的问题。补硒对他们而言，就显得非常重要。

大大提高宝宝的抗病能力。硒有很好的抗氧化功效，能阻断自由基的致病作用。血液中的硒指标偏低，可能使儿童反复感染呼吸道或消化道疾病。给宝宝适量补硒，可提高宝宝对疾病的抵抗能力，从而降低宝宝患病的概率。

■ 食补更安全

硒元素对宝宝很重要，但是只要定期食用天然食物，供应量就应该足够，不建议给宝宝食用补硒药剂，也不建议长期大量给宝宝食用"高硒蛋"。摄入硒元素过量对人体有危害，会导致维生素B$_{12}$、叶酸和铁代谢紊乱。因此，如果宝宝体内缺少硒，那么食补最可靠也最有效。芝麻、大蒜、动物内脏、蘑菇、金针菇、带鱼、干贝中含硒丰富。在宝宝的辅食中添加这些食材就能够给宝宝补充日常所需的硒元素，增强宝宝免疫力。

■ 补硒菜单

🥄 鲜玉米糊

材料：新鲜玉米半个。

做法：

1.用刀将玉米粒削下来，然后用搅拌机将其搅拌成糊状。

2.用纱布将玉米糊过滤取其汁，然后煮成黏稠状即可。

健康小提示：玉米富含钙、镁、硒、维生素E、维生素A、卵磷脂和B族维生素等多种营养物质，能提高人体免疫力，增强脑细胞活力，有益智的功效，适合4～6个月的宝宝食用。

🥄 脆炒鱿鱼圈

材料：鱿鱼200克，猪里脊肉50克，油菜心100克，葱末、姜末各少许。

调料：盐适量。

做法：

1.将鱿鱼洗净、切段；油菜心洗净。

2.猪里脊肉洗净，用开水氽烫，除血水，沥干，切片。

3.锅中放油烧热，下葱末、姜末炒香，放入鱿鱼段、猪里脊肉片，煸炒，加油菜心，炒熟调味即可。

健康小提示：鱿鱼含有丰富的钙、磷、铁、硒等元素，并且蛋白质丰富，这道菜有促进宝宝身体发育、提高机体免疫力的功效，适合1岁以上的宝宝食用。

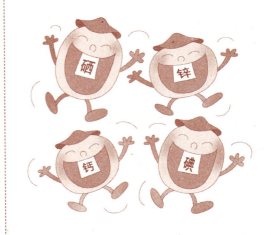

第十四章
钙和维生素D均衡摄取，将佝偻病挡在门外

钙和维生素D如摄取不均衡，就可能导致宝宝患佝偻病，佝偻病是一种营养缺乏症，主要是由于小儿体内缺少维生素D，使钙不能吸收，引起机体钙、磷代谢失常，进而影响了骨骼发育，同时对全身代谢功能也有影响。

■ 佝偻病的症状

轻症者可出现面色苍白、烦躁不安、睡眠易醒、夜啼、汗多、头部可见枕秃、囟门迟闭等症状。重者除有上述症状外，还可出现肌肉肌腱松弛、驼背、鸡胸、腹部膨大、"O"形或"X"形腿、脊柱弯曲等症状。

■ 预防佝偻病的妙计

药剂补充钙和维生素D。按医生的嘱咐，每天可给宝宝补充一定的钙剂。但是，预防佝偻病也不能靠单纯服用钙片，必须同时服用维生素D。鱼肝油含维生素D丰富，妈妈可以适量给宝宝喂些鱼肝油。

多晒太阳。多晒太阳补充维生素D。阳光中含有紫外线，紫外线照到人体皮肤时，穿透皮肤表面，作用于皮下的7－脱氢胆固醇，使它变成维生素D_3。但是由于紫外线穿透力较弱，隔着衣服、玻璃晒太阳都起不到预防佝偻病的作用，所以应该打开窗户或者到户外让宝宝晒太阳。需要注意的是，冬天天气较冷，要选择阳光充足的时间在避风的地方晒太阳。

加强饮食营养。多给宝宝吃含钙丰富的食物，如鱼、虾米、虾皮、海带、紫菜、豆制品以及鲜奶、酸奶、奶酪等奶制品，蔬菜中的黄花菜、胡萝卜、小白菜、小油菜等。另外，鸡蛋中含钙也较高。多给宝宝吃含维生素D丰富的食物，如蛋黄、肝泥等。

■ 育儿知识补给站

佝偻病的治疗。如果宝宝被确诊为佝偻病，已发生骨骼变形，应按照医生的方案采取措施进行治疗。一方面加强钙的摄入，另一方面要补充足够的维生素D。天然食物中维生素D的含量较少，需要补充。所以应该按照医生的嘱咐给宝宝补充钙和维生素D。

■ 预防佝偻病的菜单

虾皮豆腐

材料：豆腐100克，虾皮15克，葱、姜各少许。

调料：酱油适量，白糖、水淀粉、盐各少许。

做法：

1.将豆腐放入水中汆一下，捞出沥水后切成1厘米见方的小丁，备用。

2.虾皮洗干净，剁成细末，备用。

3.锅置火上，放入油烧热，然后下入葱、姜末和虾皮，爆香后倒入豆腐，翻炒一下，加入酱油、白糖、盐及清水半杯，翻匀烧沸，然后转小火烧两分钟，用水淀粉勾芡，盛入盘中即成。

健康小提示：虾皮和豆腐中都含有丰富的钙和磷，能给宝宝有效补钙，促进宝宝骨骼发育。此菜适合1岁以上的宝宝食用。

胡萝卜米豆排骨汤

材料：胡萝卜3根，排骨250克，米豆两大匙，陈皮一小片。

调料：盐少许。

做法：

1.排骨先入沸水中汆烫去血水，取出洗净；胡萝卜削皮切成方块。

2.将全部材料一起入锅，煮滚后盖上锅盖改小火，继续焖煮约1小时，最后加盐调味即可。

健康小提示：胡萝卜含有丰富的胡萝卜素，对宝宝的眼睛和皮肤的发育非常有好处。排骨含有丰富的钙、磷等营养素，为宝宝骨骼的发育提供了丰富的营养素。宝宝常喝排骨汤能有效预防患佝偻病。此菜适合1岁以上的宝宝食用。

第十五章
钙、磷同补，让宝宝筋骨更强健

钙和磷是健康、聪明宝宝不可缺少的营养元素。钙是促进宝宝骨骼生长发育的必需元素。磷不仅对于骨骼和牙齿的结构以及心、肾功能正常运转是不可少的，而且有利于宝宝的大脑和神经系统的发育，有益智、白润肌肤的功效。磷有助于生长发育，并促进牙龈和牙齿的健康；加速骨头和伤口愈合；帮助脂肪和淀粉代谢，以增加学习和运动所需的能量。

■ 宝宝缺钙少磷的症状

维生素D缺乏病，例如常见的佝偻病。心律不齐。牙齿发育不良。血细胞凝结不正常导致易流血不止等症。

■ 钙、磷补充要科学

补钙、磷不能盲目，要科学。一要尽量天然，二要适量。补钙、磷要适量，不能补过头了。因为过量的钙和磷在宝宝体内无法被吸收，会加重宝宝肾脏的负担。给宝宝补充钙、磷要注意以下几点。

提倡母乳喂养。母乳当中钙和磷含量丰富而且比例科学，故母乳喂养的婴儿患营养不良与维生素D缺乏症者明显地少于人工喂养的婴儿。

为宝宝选择优质配方奶。当母乳不足的时候，配方奶是宝宝补充钙、磷的最理想食品。配方奶粉是从奶粉中提取的，同时加入了适量的宝宝需要的营养素，配方科学合理，完全可以满足6个月以上的宝宝对钙、磷的需求。

合理的膳食搭配是关键。多吃含钙的食物，如牛奶、牛肉、骨头汤、西兰花等。多吃含磷的天然食物，如鱼类、禽类、鸡蛋、土豆、全谷食品、坚果等。

多晒太阳。多带宝宝到室外晒太阳，以补充维生素D，促进体内钙、磷的吸收，有利于宝宝骨骼的发育。同时有利于宝宝扩大视野，增长见识。

■ 育儿知识补给站

补钙补磷注意事项。药剂补钙磷不可取。钙片中多含有人工色素和香精，不利于儿童的生长发育，会造成宝宝食欲减退、肥胖等不良后果，另外，还容易造成浮肿、厌食、恶心、便秘、消化不良，所以专家提倡通过日常膳食给宝宝补充钙。

中国人的饮食中不缺磷，甚至已经过量了，所以不用特意给宝宝补充磷，否则会造成磷中毒。

■ 钙磷同补菜单

排骨花生汤

材料：猪排骨100克，花生150克，葱、姜各少许。

调料：盐、花椒水、醋各少许。

做法：

1.排骨洗净，斩成段，倒入沸水中汆烫一下，捞出。

2.花生用清水泡20分钟，葱、姜洗净，切成末。

3.将锅置于火上，倒入清水、

醋后，放入排骨、花生，大火煮沸后改小火，炖烂。

4.加入葱末、姜末、花椒水、盐，煮沸即成。

健康小提示：排骨中含有钙、磷等营养物质，有利于骨骼发育。花生中含有多种维生素，包括维生素C、维生素K等，还含有锌和硒，能促进宝宝视力发育，增强免疫力。适合1岁以上的宝宝食用。

水果藕粉

材料：藕粉5克，苹果（桃、杨梅、香蕉均可）75克。

做法：

1.将藕粉中加入适量清水调匀；苹果去皮，刮成极细的苹果泥。

2.将小锅置于火上，加大半碗清水烧至沸腾，倒入调匀的藕粉，用小火慢慢熬煮，边熬边搅动，熬至透明为止；最后加入苹果泥，稍煮即可。

健康小提示：本品富含碳水化合物、矿物质和维生素，尤其是钙和磷的含量丰富，营养价值极高，可为宝宝的骨骼生长提供丰富的营养，而且味道香甜，易于消化吸收，适合5个月左右的宝宝食用。

南瓜排骨汤

材料：南瓜30克，瘦的小排骨2块。

调料：高汤4大匙。

做法：

1.南瓜洗净，切块；小排骨洗净，入沸水中氽烫。

2.锅中加水，小排骨块煮50分钟，放入南瓜煮5分钟。

3.取出南瓜压成泥状，加4大匙高汤调匀即可。

健康小提示：以含钙丰富的排骨做汤底，可促进宝宝骨骼发育，维护宝宝骨骼健康，但不宜与虾、鲫鱼、羊肝、牛肉同食。

法式三明治

材料：含钙吐司1片，鸡蛋液半大匙，牛奶2大匙。

调料：细糖4小匙。

做法：

1.牛奶与糖拌匀。

2.将吐司放入做法1的牛奶中浸泡，取出沾上鸡蛋液，放入平底锅中，加入少许油两面煎黄。

3.起锅后切成宝宝适口大小即可。

健康小提示：三明治含有丰富的钙质。钙是构成宝宝骨骼和牙齿的主要成分，多吃含钙食物对于处在发育最快阶段的宝宝是非常重要的。而且宝宝可以自己拿着吃，既方便，又能增进宝宝食欲。适合两岁以上的宝宝食用。

紫菜香肉卷

材料：猪里脊肉4片，寿司紫菜1张。

调料：盐少许，糖2大匙，生抽2大匙，醪糟1大匙，淀粉少许。

做法：

1.先将紫菜剪成4片。

2.将里脊肉拍上少许淀粉，包入紫菜并卷起，再以牙签固定。

3.热锅中放入适量油，下入肉卷略煎，续下盐、糖、生抽、醪糟调味，煮至汤汁收干即可盛起。

4.待微凉后拨去牙签对切摆盘即成。

健康小提示：猪肉含有丰富的蛋白质，可为宝宝身体发育提供营养素，而且含脂肪少，所以不必担心宝宝发胖。紫菜富含胆碱和钙、铁，能增强记忆，改善贫血，促进骨骼、牙齿的生长，妈妈可以放心让宝宝食用。适合两岁半以上的宝宝食用。

🥄 芝麻鱼条

材料： 鱼柳片约300克，黑、白芝麻各2大匙，蛋清1个。

调料： 盐适量，白胡椒粉少许，料酒1小匙，玉米粉1大匙。

做法：

1.鱼柳片先洗净切成条状，加料酒、盐、白胡椒粉调匀，腌约15分钟。

2.腌好后放碗中，加蛋清、玉米粉拌匀；然后一份沾匀白芝麻，另一份则沾点黑芝麻。

3.接着取油锅加入适量油，待油到中温的时候将白芝麻鱼条和黑芝麻鱼条炸熟即可。

健康小提示： 鱼含有丰富的优质蛋白质和大量的钙，有助于宝宝大脑、眼睛及骨骼的发育。芝麻含有多种维生素和卵磷脂，对宝宝的大脑发育极其有益，还可预防宝宝因缺乏维生素D、钙引发的佝偻病及身材矮小等。适合3岁左右的宝宝食用。

第十六章
常吃加锌餐，宝宝吃饭香

锌是人体必需的微量元素，参加人体内许多酶的组成，与DNA、RNA和蛋白质的合成有密切的关系，对维持维生素的正常代谢、保持正常的味觉、促进生长发育有特别重要的作用。宝宝缺锌会引起严重的后果，不仅会导致生长发育的停滞，而且会影

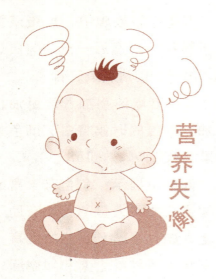

营养失衡

响宝宝智力和性器官的发育。

宝宝缺锌症状

厌食，吃饭没有胃口。

异食，经常吃一些奇怪的东西，例如玻璃、土块等。

生长停滞。

头发枯黄、稀疏或脱落。

消化功能差，经常口腔溃疡。

体质虚弱，动不动就爱生病。

宝宝缺锌找根源

锌作为多种酶的组成成分，参与各种代谢活动。锌经由小肠吸收。引起锌缺乏的原因主要有摄入量不足、吸收不良，或遗传缺陷等。

研究发现，锌摄入量不足的一个重要原因是现在人们饮食过

于精细。科学家研究发现糙米的皮中含有大量的锌。但是日常的精米面已经经过多层加工，麸皮早已被去除。经常食用这种精米面，容易造成缺锌。

让宝宝不缺锌的五条妙计

药剂补充 如果孩子已经患了锌缺乏症，应在医生的指导下服用补锌剂。

定期做体检 缺锌初期，宝宝可能没有任何症状，当能够从外部特征看出来时，那时候已经相当严重了。所以，宝宝是否缺锌，还是依靠儿童健康检查。父母可定期带宝宝去医院做健康检查。

提倡母乳喂养 母乳中锌的生物效能比牛奶高，因此，母乳喂养是预防缺锌的好途径。如母乳不足，可喂一些含锌乳品。

膳食调理是关键 平时应注意培养宝宝良好的饮食习惯，不挑食，不偏食，提倡饮食多样化。

多食用含锌丰富的食物 黄豆、玉米、坚果、蘑菇、土豆、南瓜、白菜、萝卜、瘦肉、鸡蛋、动物肝脏、牡蛎、鲜鱼等都含有丰富的锌。而且动物性食物

含锌量高于植物性食物，吸收利用率也高，可以搭配着植物性食物给宝宝做补锌餐。

补锌菜单

紫菜瘦肉汤

材料：干紫菜15克，瘦猪肉100克，姜丝少许。

调料：盐适量。

做法：

1.先把紫菜用清水浸泡片刻；瘦猪肉洗净，切成条状。

2.将瘦猪肉条与姜丝一起放入锅内，稍炒至八分熟后，加入适量清水，先用大火煮沸后，加紫菜，改为小火煲十分钟左右，加入适量盐即可。

健康小提示：紫菜中含有丰富的矿物质，尤其是碘和锌的含量丰富，有促进宝宝大脑发育的功效。瘦猪肉中含蛋白质和锌元素也比较多，对于促进宝宝身体发育和大脑发育非常有好处。适合3岁左右的宝宝食用。

牡蛎鲫鱼汤

材料：鲫鱼、豆腐、青菜叶各适量，姜、葱各少许。

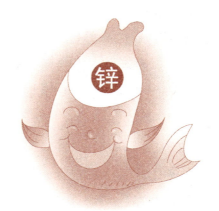

调料：鸡汤、牡蛎粉各适量，酱油、盐、料酒各少许。

做法：

1.将鲫鱼去鳞、腮、内脏，洗净。

2.豆腐切4厘米长、3厘米宽的块。

3.姜切片，葱切花，青菜叶洗净。

4.把酱油、盐、料酒抹在鱼身上，将鲫鱼放入炖锅内，加入鸡汤，放入姜、葱和牡蛎粉，烧沸。

5.加入豆腐，用温火煮30分钟后，下入青菜叶即成。

健康小提示：这道汤不仅味鲜、肉嫩，最重要的是牡蛎和鲫鱼含有丰富的锌，对宝宝的大脑发育很有好处。适合1岁以上的宝宝食用。

海鲜浓汤

材料：虾仁、墨鱼、鱼蛋、蚬各少许，洋葱半个，面粉两大匙。

调料：盐适量，黑胡椒粉少许，牛油3大匙。

做法：

1.先让蚬吐沙后洗净；同时把其余食材洗净，切小丁。

2.将牛油入锅加热，爆香洋葱丁，续下面粉炒香后先熄火，将水加入调匀，再次开火煮至汤汁呈薄芡状；最后将海鲜料加入煮熟并调味即可。

健康小提示：虾仁含有丰富的蛋白质，是奶、蛋的几倍到几十倍，可为宝宝生长发育提供丰富的营养素。鱼蛋不仅含蛋白质丰富，而且含有丰富的锌、钙、磷等营养素，营养十分全面。这道汤十分鲜美，一定会让宝宝胃口大开。此汤适合3岁左右的宝宝食用。

肉蛋汤

材料：猪里脊肉适量，鸡蛋1个，香菜少许。

调料：味噌、香油少许。

做法：

1.猪里脊肉切片后剁成泥。

2.鸡蛋打入碗中，加入和鸡蛋液同样多的凉白开水，加入肉泥和一点点味噌，朝一个方向搅匀，然后上锅蒸15分钟。

3.出锅后淋上点香油，撒上些香菜点缀。

健康小提示：鸡蛋和猪里脊肉含蛋白质和锌非常丰富，两者搭配做汤，不仅有很好的补锌效果，而且味香色嫩，很能调动宝宝的味蕾。适合7到8个月的宝宝食用。

菠萝墨鱼盅

材料：冷冻墨鱼块1包，菠萝1个，生菜少许。

调料：沙拉酱2小匙，白胡椒粉少许。

做法：

1.将菠萝对剖，取出中间的果肉，果肉切成丁块。

2.将墨鱼放入油锅炸，约4分钟后起锅，沥干油，除去多余的水分，再将墨鱼块与菠萝丁、调料调匀。

3.在盘上铺好生菜做点缀，将菠萝墨鱼块装盘即可。

健康小提示：墨鱼含有丰富

的蛋白质和锌，能促进宝宝身体发育，提高宝宝身体免疫力。菠萝有很好的开胃助消化功效，所以这道菜不仅色泽鲜艳，味道鲜美，而且营养丰富，是一道色香味俱全的宝宝营养餐。适合3岁左右的宝宝食用。

🥄 鲑鱼海苔盖饭

材料：米饭1/4碗，鲑鱼80克，无盐海苔适量。

调料：盐少许。

做法：

1.鲑鱼洗净，拭干水分后放入热油锅中以小火煎熟，取出压碎。

2.将海苔撕碎，放入小碗中，加入鲑鱼肉碎和盐混合均匀。

3.米饭盛入小碗中，盖上做好的海苔鲑鱼即可。

健康小提示：这份盖饭中锌、碘等矿物质含量丰富，而且蛋白质、碳水化合物搭配也很合理，是一份营养丰富的宝宝餐。而且海苔有促进肠蠕动的功效，能防止宝宝便秘。适合1岁左右的宝宝食用。

第十七章
蛋白质菜单，让宝宝身强体壮

蛋白质是生命的物质基础，没有蛋白质就没有生命。宝宝的一切生命活动都与蛋白质息息相关。被食入的蛋白质在体内经过消化分解成氨基酸，吸收后在体内主要用于重新按一定比例组合成人体蛋白质，同时新的蛋白质又在不断代谢与分解，时刻处于动态平衡中。蛋白质是人体必需的一种重要的营养素，处于快速生长发育中的宝宝更是离不开蛋白质。

127

■ 宝宝缺乏蛋白质的症状

宝宝往往表现为生长发育迟缓、体重减轻、身材矮小、偏食、厌食。同时，对疾病抵抗力下降，容易感冒，伤口不易愈合等。

■ 为宝宝补充蛋白质的要点

不必额外添加蛋白粉　如果宝宝的生长发育正常，没有蛋白质缺乏的情况，根本不必额外添加蛋白粉。过量的蛋白质不仅不能被机体利用，反倒要转化成含氮废物随尿液排泄。加重肾脏的负担，影响宝宝的生长发育。因此只需要在膳食方面注意蛋白质的添加就可以了。

膳食补充蛋白质更科学　奶、蛋、鱼、瘦肉等动物性食物蛋白质含量高、质量好，大豆含有丰富的优质蛋白质，谷类含有约10%的蛋白质，因此在日常饮食中多摄入奶、蛋、瘦肉、大豆类食品，有助于为宝宝补充蛋白质。妈妈可以根据宝宝的月龄大小，把食物处理成宝宝可以接受的状态给宝宝喂食。例如，5～6个月的宝宝必须吃黏糊浓稠状的食物，可以给宝宝喂食

蛋黄泥，等到宝宝有咀嚼能力的时候，就可以多喂宝宝一些鸡胸脯肉和鱼肉。

■ 补充蛋白质的禁忌

忌一次给宝宝食用大量高蛋白食物。由于宝宝的肝、肾功能较弱，不能消化吸收一次性摄入大量的高蛋白质食物，容易引起脑组织代谢功能发生障碍，也就是蛋白质中毒症。

不可偏重补充蛋白质。蛋白质虽好，但是还需要有碳水化合物、脂肪、维生素，三者搭配才能促进蛋白质的吸收，使得宝宝营养充足。因此，这三种营养素都必须合理安排，不可只注重蛋白质的摄取。

■ 补充蛋白质的菜单

🥄 鸡蓉豆腐

材料：鲜嫩豆腐1小块，鸡肉50克，鸡蛋1个，细油菜丝、细火腿丝适量。

调料：淀粉少许。

做法：

1.先把鸡肉剁成泥，加上蛋清和少许淀粉一同搅拌成鸡蓉。

2.再把豆腐弄成泥，用开水余烫一下。

3.锅里放油后先放入豆腐泥炒好，再放入鸡蓉，翻炒几下，然后撒上细火腿丝和细油菜丝炒熟即成。

健康小提示：豆腐中富含优质植物蛋白质及丰富的钙、铁、磷等营养素，鸡肉中富含优质动物蛋白，这两种食物搭配在一起，促进宝宝骨骼发育的作用相得益彰。适合10个月以上的宝宝食用。

毛豆西式粥

材料：毛豆4粒，水煮蛋黄半个，十倍粥半碗。

做法：

1.毛豆去膜，放入十倍粥中煮软。

2.将步骤1中的食物放入打碎机中打成糊状。

3.蛋黄入滤网中磨成泥，放在毛豆粥上。

健康小提示：毛豆不仅含有丰富的蛋白质，而且磷、铁、纤维素、维生素A、B族维生素的含量也很丰富，对促进宝宝骨骼发育、保健神经都有很好的功效。

适合5～6个月的宝宝食用。另外，毛豆需剥去外膜，口感上才更加细致。

鸡蛋粳米粥

材料：大米100克，鸡蛋1个。

调料：味噌适量。

做法：

1.大米洗净，浸泡30分钟后沥去水分，鸡蛋在小碗内打散，备用。

2.锅内加适量清水，将大米放入锅中，大火煮沸后改小火。

3.待煮至浓稠状后，倒入鸡蛋，再放入少量味噌，煮沸调匀即可。

健康小提示：鸡蛋含有丰富的蛋白质和维生素B_2，能有效地促进宝宝的大脑发育。加大米一起煮成粥，不仅口感软烂，而且颜色也很明亮，可以大大提高宝宝的食欲。适合6个月以上的宝宝食用。

燕麦香豆奶

材料：燕麦3大匙，黄豆半杯。

调料：白砂糖3大匙。

做法：

1.黄豆、燕麦分别洗净，浸泡于足量的清水中约4小时，充分洗净后沥干，备用。

2.将黄豆及燕麦放入果汁机内，加入适量清水搅打均匀，用细滤网滤取纯净的燕麦豆浆。

3.将滤取的燕麦豆浆倒入锅中，以小火加热并持续搅拌至沸腾，加入白砂糖搅拌至糖溶解后熄火，待降温即可。

健康小提示： 黄豆富含蛋白质，有促进骨质健康的功效，此外还有降低胆固醇、清除自由基的作用。燕麦所含的纤维素可以促进宝宝的肠胃蠕动，使宝宝排便顺畅。这道燕麦香豆奶十分适合胖宝宝饮用，也适合1岁以上的宝宝饮用。

🥣 口蘑豆腐

材料： 干口蘑3克，瘦猪肉25克，豆腐100克，葱末、姜末各少许。

做法：

1.先将口蘑用温开水泡发好，洗净，切成小碎丁，浸泡口蘑的水留用。

2.将瘦猪肉洗净，剁成肉泥，豆腐切成小块。

3.炒锅置于火上，倒入一些花生油，油热后倒入豆腐，略煎后盛出。

4.另起锅倒入一部分油，倒入葱末、姜末、肉末，炒透；然后加入豆腐、泡口蘑水一起烧，烧至入味即可。

健康小提示： 豆腐含蛋白质、脂肪、碳水化合物、钙、磷、铁、维生素等营养物质，可促进宝宝生长发育，有利于预防贫血、小儿软骨病，易于消化吸收。而且口蘑能够提高鲜美度，令宝宝胃口大开。

🥣 紫米奶酪粥

材料： 紫米50克，奶酪15克。

做法：

1.紫米洗净，用清水浸泡一晚。

2.紫米用小火熬粥，煮至熟烂，加入奶酪调匀即可。

健康小提示： 奶酪含有丰富的蛋白质和钙、铁、磷等矿物质，可促进宝宝智力发育和骨骼健壮，适合7~8个月的宝宝食用。注意不能食用太多，因为紫米粥不容易消化。

第十八章
卵磷脂充足，大脑发育棒

卵磷脂集中存在于神经系统、血液循环系统、免疫系统及心、肝、肺、肾等重要器官，是人体组织中含量最高的磷脂。尤其重要的，在众多的营养素中，卵磷脂对大脑及神经系统的发育起着非常重要的作用，是构成神经组织的重要成分，有"高级神经营养素"的美名。对处于大脑发育关键时期的宝宝来说，卵磷脂是非常重要的益智营养素，必须保证有充足的供给。

■ 缺乏卵磷脂的危害及症状

宝宝缺乏卵磷脂，会影响大脑及神经系统的发育，造成智力发育迟缓、学习能力下降、反应迟钝等。

■ 卵磷脂的重要作用

为脑细胞提供营养，促进智力发育　卵磷脂能够为脑细胞膜提供丰富的养料，保障大脑细胞膜的健康及正常功能，促进大脑神经与脑容积的增长、发育。卵磷脂缺乏将导致脑神经膜受损，造成脑神经细胞代谢缓慢、智力发育受限制，同时也会导致大脑免疫及再生能力降低，容易受到疾病侵袭。

为宝宝神经系统提供营养　卵磷脂是神经细胞间信息传递介质的重要来源，充足的卵磷脂可提高信息传递的速度及准确性，并促进信息通道进一步建立和丰富，提高大脑活力，体现为思维敏捷、学习能力强。

保护肝脏及心脏　卵磷脂还有保护心脏和肝脏的作用，能降低血液中的胆固醇，促进肝细胞再生，保护宝宝肝脏。

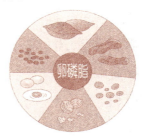

防止宝宝缺乏卵磷脂的饮食对策

多补充富含卵磷脂的食物　大豆、蛋黄、核桃、坚果、肉类及动物内脏等食物，都是给宝宝补充卵磷脂的良好食材。大豆制品中含有丰富的大豆卵磷脂，不仅能为宝宝的大脑发育提供营养素，而且会保护宝宝的肝脏。蛋黄中卵磷脂和蛋白质含量都很高，不仅能促进宝宝脑细胞的发育，而且为宝宝身体发育提供了必需的重要营养素。

膳食多样化，不挑食，不偏食　卵磷脂广泛存在于多种食物当中。这也就要求妈妈为宝宝准备的辅食要多样化，而且宝宝不能偏食、挑食，只有食用的食物比较杂，才有利于卵磷脂的摄取。

补充卵磷脂的菜单

豆腐丸子烩青菜

材料：豆腐泥3大匙，胡萝卜泥、菠菜泥各一大匙。

调料：清高汤1杯，水淀粉2大匙，味噌少许。

做法：

1.豆腐泥用纱布袋挤干水分，与水淀粉拌匀，做成三个小圆球，加入清高汤中煮熟后，取出置于盘中。

2.将胡萝卜泥和菠菜泥以清高汤煮软，用少许味噌调味后，以水淀粉勾薄芡，淋在豆腐丸子上即可。

健康小提示：豆腐中含有丰富的大豆卵磷脂，有益于神经、血管、大脑的发育，非常适合处于生长发育期的宝宝食用。适合5～6个月的宝宝食用。做的时候，豆腐要整块用开水煮一下，以除去豆腥味。

腰果青豆汤

材料：腰果35克，青豆100克，土豆90克，婴儿配方奶粉90毫升。

调料：味噌少许。

做法：

1.青豆洗净，沥干；土豆洗净，去皮，切小丁。

2.水煮开，放入青豆、土豆和腰果煮沸，然后改小火煮到熟透；关火，加婴儿配方奶粉和少许味噌拌匀。

3.待稍凉，放入果汁机中打

成浓汤糊即成。

健康小提示：腰果含有丰富的卵磷脂、矿物质和维生素，将腰果放入浓汤中一起打成细泥，可以给宝宝补充充足的营养素，促进宝宝大脑及神经系统的发育。适合6个月左右的宝宝食用。

核桃拌豆腐

材料：核桃仁、豆腐各适量。

做法：

1.将核桃仁磨成小颗粒状。

2.豆腐汆煮至熟后，切成1厘米见方的小块放在盘中，撒上核桃粒即可。

健康小提示：核桃富含卵磷脂和维生素E，能促进宝宝大脑和神经系统发育。豆腐含有丰富的蛋白质和钙、铁、磷等营养素，可促进宝宝骨骼和身体发育。豆腐应选用盒装的，质地较细。适合10个月以上的宝宝食用。

芝麻布丁

材料：芝麻粉2大匙，玉米粉1大匙，婴儿配方奶400毫升，吉利布丁3片，熟黑芝麻少许。

调料：葡萄糖100克。

做法：

1.吉利布丁放入冷水中泡软，取出挤干水分。

2.芝麻粉、玉米粉、婴儿配方奶和葡萄糖放入果汁机中搅拌均匀，倒入锅中以小火加热至沸腾，加热时要不停搅拌，以防粘锅底，沸腾后加入吉利布丁拌匀，倒入杯中待凉，放入冰箱冷藏至凝结即成。

3.食用的时候再撒上少许黑芝麻做点缀。

健康小提示：此品能促进大脑发育，强化记忆力、活化脑力，适合7～8个月的宝宝食用。

三色粥

材料：粥3/4碗，鲑鱼肉15克，蛋黄半个，菠菜1棵。

调料：味噌少许。

做法：

1.菠菜叶洗净汆烫后剁成泥状；鲑鱼洗净，煮熟，压碎；蛋黄压碎。

2.粥煮滚后加入鲑鱼肉泥、蛋黄泥、菠菜泥拌匀，加入少许味噌调味，即可食用。

健康小提示：鲑鱼含有丰富

的DHA等不饱和脂肪酸，有助于宝宝的脑部发育，同时钙、铁含量丰富，可避免贫血发生。蛋黄含有丰富的卵磷脂及钙、铁、锌等矿物质，可促进宝宝智力发育。做菠菜泥要挤一次水，以去除菠菜中的草酸。这道粥不仅营养丰富，而且颜色鲜艳，很能挑起宝宝的食欲。适合5～6个月的宝宝食用。

丝瓜坚果汁

材料：坚果5克，丝瓜1/4根，薯片2片。

做法：

1.坚果泡水30分钟，放入榨汁机内，加半杯凉开水打烂，滤渣取汁备用。

2.丝瓜洗净刮皮，切成薄片。

3.锅里放4杯水，将薯片、丝瓜片放入煮开后，转小火续煮8分钟，再放入坚果水，续煮2分钟，关火待温，取其汁装入奶瓶当水来喂食，亦可用来煮粥、面条或当汤喝。

健康小提示：坚果中含有丰富的卵磷脂，对于宝宝智力的发育非常有好处。同时，丝瓜含有多种营养素，如维生素C、胡萝卜素、钙及磷等，可使宝宝的身体更健康。此果汁还有提高宝宝免疫力、润泽宝宝皮肤的功效。

第十九章
补充DHA、ARA，宝宝越吃越聪明

DHA、ARA、EPA是人体大脑发育必需的三种不饱和脂肪酸。对处于发育高峰期的宝宝来说，最为重要的就是DHA和ARA，可以促进大脑的发育，改善大脑的代谢，促进神经系统的信息传递，从而有效地促进大脑的发育。

■ 走近DHA、ARA

DHA，学名二十二碳六烯酸，俗称"脑黄金"，对脑神经传导和突触的生长发育有着极其重要的作用。除了对宝宝大脑和视觉发育有明显帮助外，DHA还有预防和改善疾病的功能，可以有效预防宝宝过敏性疾病的发生，维持血脂水平，预防心血管疾病。ARA学名花生四烯酸，是构成、制造细胞膜的磷脂质中的一种脂肪酸，与脑部关系特别密切，关系到宝宝的学习及认知应答能力。如果宝宝体内缺乏ARA，会产生严重后果，如儿童头围小、智商低、视力差、情感淡薄、学习能力严重不足等。而且科学研究证实，DHA和ARA的不足对宝宝的智力和视力发育的损害是不可逆的。

■ 科学补充DHA、ARA的三个途径

坚持母乳喂养　母乳中含有均衡且丰富的DHA和ARA，可以帮助宝宝大脑最大限度地发育。但如果妈妈因为种种原因无法进行母乳喂养，而选择用婴儿配方

奶粉哺喂宝宝时，应该选择含有适当比例DHA和ARA的奶粉。

药剂补充　药剂补充DHA和ARA主要是给宝宝喂食鱼油。但是如果DHA和ARA这些物质补充多了不但没有益处反而有害，所以提倡通过食物给宝宝安全补充。

膳食补充　对于宝宝的辅食，妈妈应注意多选择含DHA和ARA的食物，如深海鱼类、瘦肉、鸡蛋及猪肝等。值得注意的是，DHA和ARA易氧化，最好与富含维生素C、维生素E及β-胡萝卜素等有抗氧化作用的食物一同食用。

■ 补充DHA和ARA的菜单

🍽 金枪鱼沙拉

材料：金枪鱼75克，圆生菜、黄瓜、胡萝卜、小西红柿各适量，沙拉酱1小勺。

做法：

1.金枪鱼蒸熟，再用刀背拍松。

2.将其他食材用凉开水充分清洗，沥干水分后，切成细丝或小块。

3.将所有材料用沙拉酱拌匀即可食用。

健康小提示：金枪鱼含有丰富的DHA和ARA，其他新鲜水果和蔬菜含维生素丰富，几种食材搭配起来，营养丰富，而且非常均衡，有助于宝宝的智力发育。这道沙拉适合2岁以上的宝宝食用。

第二十章
乳酸菌，让肠道健康起来

人体肠道内有很多有益的菌种，它们能抑制有害菌，在维持肠道代谢平衡、帮助营养吸收、排除体内毒素、防止老化等方面扮演着重要角色。乳酸菌是人体肠道内益生菌的一种，它有助于维持肠道内细菌的菌落平衡，对人体的营养吸收、免疫调节等都有很大的功效。宝宝摄入适量的乳酸菌，对健康非常有益。

宝宝摄取乳酸菌的好处多

宝宝适量摄入乳酸菌有很多好多，如预防过敏，预防异位性湿疹，帮助排便、止泻，增进食欲，增强抵抗力，改善乳糖不耐受症等。

富含乳酸菌的食物

酸奶　通过在牛奶里添加益生菌发酵而成，营养价值比普通牛奶高。一方面具有与普通牛奶同等的营养成分，另一方面酸奶因为添加了益生菌所以具有保健功能，而且能够促进人体对牛奶中营养成分的消化吸收。可以说，酸奶是具备营养与保健功能的优秀食品，对宝宝的健康十分有益。

乳酸菌饮料　乳酸菌饮料也是有益细菌发酵的食品，也具有和酸奶相似的保健功能，如预防腹泻、增强免疫力、缓解乳糖不耐受症状及防治便秘等。而且，乳酸菌饮料的味道酸酸甜甜，更使它受到宝宝们的百般宠爱。

■ 摄取乳酸菌的注意事项

一定不要让1岁以下宝宝直接食用酸奶或者乳酸菌饮料，因为宝宝的胃肠功能还太弱。可以购买胶囊或粉末状的菌粉，擦在奶嘴或乳头上，让婴儿在吃奶时获得足够的乳酸菌。或者将菌粉与牛奶或温水调和后，让宝宝饮用。

尽量让宝宝在饭后喝酸奶，给益生菌提供比较好的成活空间。

■ 补充乳酸菌的菜单

猕猴桃西红柿酸奶

材料：猕猴桃1/4个，小西红柿1个，酸奶一杯。

做法：

1.猕猴桃去皮，小西红柿洗净，分别以刀切碎备用。

2.酸奶取出，倒入容器中。

3.取切碎的猕猴桃、小西红柿，置于酸奶上即可。

健康小提示：酸奶不仅含钙丰富，有很好的补钙功效，而且含乳酸菌，又能调理肠胃，促消化。猕猴桃和小西红柿含有丰富的维生素C，能增强宝宝免疫力。非常适合1岁以上的宝宝夏季食用。

第二十一章
足量牛磺酸，让宝宝发育不迟缓

牛磺酸，是一种特殊的氨基酸，被人们比作"生命的润滑剂"，可见它对于人体的重要性。它对人体的新陈代谢、身体各个器官的生长发育都发挥着重要作用，它对于生长发育中的宝宝来说更是至关重要的。

■ 牛磺酸的功效

促进宝宝脑组织和智力发育。牛磺酸在脑内的含量丰富、分布广泛，能明显促进神经系统的生长发育和细胞增殖、分化，且呈剂量依赖性，只有足量的牛磺酸才能保证宝宝神经系统的正常发育。

提高神经传导和视觉机能。宝宝如果缺乏牛磺酸，会发生视网膜功能紊乱。

改善内分泌，增强宝宝免疫力。

促进肠道对铁的吸收，增加红细胞膜的稳定性，防止贫血的发生。

促进肠道内双歧杆菌的生长，优化肠道内菌群结构，预防便秘及腹泻。不仅可以提高记忆速度，还可以提高记忆的准确性，并且对神经系统的抗衰老也有一定的作用。

牛磺酸能降低人体内的胆固醇，维持并改善肝脏的代谢功能，减轻肥胖宝宝的脂肪肝症状。

保护眼睛。

维持血小板的正常功能。

■ 宝宝缺乏牛磺酸的症状

生长发育缓慢。

智力发育迟缓。

视网膜功能紊乱。

免疫力低下。

记忆力差，学习能力低。

有的宝宝会出现贫血。

■ 给宝宝补充牛磺酸的途径

给宝宝吃初乳　母乳中的牛磺酸含量较高，尤其是初乳，含有高浓度的牛磺酸。因此给宝宝吃母乳是补充牛磺酸的最便捷途径之一。

科学、合理的膳食　青花鱼、沙丁鱼、带鱼、章鱼、牡蛎、海螺、蛤蜊、牛肉等食物中都含有丰富的牛磺酸。其中，牡蛎中的牛磺酸含量最多。除牛肉外，一般肉类中含牛磺酸很少，仅为鱼、贝类的$1/10 \sim 1/100$。所以要给宝宝多食用鱼类食物。

■ 补充牛磺酸的菜单

🥣 海苔煎鱼

材料：鲷鱼肉50克，胡萝卜15克，四季豆半根，蛋清半个，海苔1/6片。

调料：盐少许。

做法：

1.鲷鱼肉剁成泥状。

2.胡萝卜、四季豆分别洗净煮熟，切成小丁。

3.将鱼肉泥、胡萝卜丁、四季豆丁、蛋清及盐混合拌匀，涂在海苔片上。

4.平底锅加少许油，放入鱼肉饼，以小火煎至两面金黄，切小块装盘即可。

健康小提示：鲷鱼营养丰富，含丰富的磷、钙、蛋白质，对促进宝宝身体发育有很好的功效。其中牛磺酸含量也很高，对于促进宝宝视力发育，调节胃肠道功能以及促进大脑发育都有好处。此品适合1岁以上的宝宝食用。

🥣 芝麻小鱼

材料：沙丁鱼2个，面粉少许，芝麻半大匙。

调料：酱油少许，醋1小匙。

做法：

1.将芝麻研磨成粉。

2.沙丁鱼处理干净后撒上面粉，放入油锅中煎熟。

3.将芝麻粉、酱油、醋混合均匀，淋在煎好的鱼上即可。

健康小提示：沙丁鱼富含蛋白质、铁及不饱和脂肪酸，是一种理想的健康食品。此外，沙丁鱼还含有核酸、大量的钙、牛磺酸等营养成分。尤其值得一提的是，鱼类是含牛磺酸最丰富的食品之一，而沙丁鱼的牛磺酸含量是鱼类中比较丰富的，所以食用沙丁鱼能够很好地促进宝宝眼睛的发育，提倡多给宝宝喂食沙丁鱼。此品适合2岁半至3岁的宝宝食用。

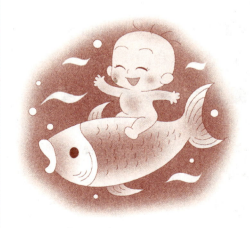

第二十二章
补充维生素C，预防宝宝得坏血病

维生素C又叫抗坏血酸，能强化白血球，预防坏血病，所以它被称之为"坏血病克星"。给宝宝补充维生素C，一方面能够提高宝宝机体免疫力，另外，还能改善宝宝体内叶酸等营养素的利用。

■ 宝宝缺乏维生素C的症状

机体抵抗力减弱，免疫力下降，易患疾病，如感冒等。

骨骼变弱，容易出现骨折。

内脏变弱。

肌肤变弱，出现萎缩。

有出血倾向，如皮下出血、牙龈肿胀出血、鼻出血等，同时伤口不易愈合。

■ 富含维生素C的食物

母乳　母乳中含维生素C较多，可以满足宝宝身体的需要。吃母乳的宝宝一般不容易缺乏维生素C，所以一定要坚持喂母乳。

新鲜蔬果　当宝宝进入可以吃辅食的阶段，要多给宝宝吃富含维生素C的食物。富含维生素C的鲜果有猕猴桃、红枣、柚子、橙子、草莓、柿子、石榴、山楂、荔枝、菠萝、苹果、葡萄。蔬菜中雪里蕻、苋菜、青蒜、香椿、西兰花、苦瓜、甜椒等也是维生素C含量较多的食物。

■ 补充维生素C的小窍门

在给宝宝喂果汁的时候，营养师建议，最好在餐后喂食，因为维生素C有助于钙质、铁质的吸收，营养吸收效果会更好。

对于维生素C特别容易被破坏掉的蔬菜，如胡萝卜、南瓜、青椒等，在烹调的时候要先蘸上面粉油炸，这样可保持维生素C，而且容易被肠道吸收。

萝卜叶中的维生素含量很高，做菜时最好不要扔掉，可炒热菜或做汤，也可余烫后拌着吃。

由于维生素C容易氧化和对热度很敏感，在烧煮的过程中会被部分破坏的缺点，在给宝宝做蔬菜汁和水果汁的时候要遵循方式简单、现做现吃的原则。例如，可以把能够生吃的蔬菜，如小黄瓜、胡萝卜等，与橘子、苹果、草莓、菠萝等水果做成沙拉给宝宝吃，这样可尽量减少维生素C的损失。

餐餐进补。由于维生素C在被人体吸收2～3个小时后就能排泄出来的缺点，所以一定在每次进食时都要给宝宝补充点。

补充维生素C的菜单

草莓羊奶

材料：草莓150克，羊奶1杯。

调料：炼乳1小匙。

做法：

1.草莓洗净，擦干水分，去蒂，切成小块。

2.将切好的草莓放入榨汁机内，加入羊奶和炼乳搅拌均匀即可。

健康小提示：草莓不但味道甜美，营养也很丰富。草莓含有

果糖、蔗糖、蛋白质、柠檬酸、苹果酸、水杨酸、氨基酸及钙、磷、铁、钾、锌等矿物质，此外，还含有多种维生素，尤其是维生素C含量非常丰富。维生素C是产生人体胶原组织的必需营养素，一旦缺乏，骨骼的生长也会因此而停止。草莓的营养成分易被人体消化吸收，可常给宝宝吃一些。羊奶含有丰富的钙质，可促进宝宝骨骼与牙齿的发育，并能增强抵抗力。这道草莓羊奶甜美可口，很受宝宝们欢迎。适合1岁以上的宝宝食用。

猕猴桃泥

材料：猕猴桃半个。

做法：猕猴桃略洗后切半，用汤匙将果肉刮出即成。

健康小提示：猕猴桃的维生素C含量非常丰富，能有效地为宝宝补充维生素C，促进铁的吸收，预防宝宝因缺乏维生素C导致的缺铁性贫血、免疫力下降、反复患感冒等症状。此品适合10个月以上的宝宝食用。

橘子泥

材料：橘子1个。

做法：

1. 橘子洗净，剥皮后将白色物质清除干净。

2. 橘子分成小瓣放到碗里，用汤匙的背面挤压出汁，让宝宝喝橘子汁即可。

健康小提示：橘子含有丰富的维生素C，酸甜可口，适合10个月以上的宝宝食用。

水蜜桃汁

材料：水蜜桃50克。

做法：

1. 水蜜桃用清水洗净。

2. 去皮，去核，用榨汁机榨汁即可。

健康小提示：水蜜桃含丰富的铁质，能增加人体血红蛋白数量，有效地预防宝宝患缺铁性贫血。新鲜的水蜜桃还含有丰富的维生素C，能提高宝宝身体免疫力。此果汁香甜可口，味道鲜美，宝宝非常喜欢。给宝宝喝的时候记得要稀释一下。4个月左右的宝宝就可以食用了。

缤纷水果饭团

材料：糯米饭20克，猕猴桃40克，水蜜桃40克，西红柿40克，葡萄干8粒。

做法：

1. 猕猴桃、水蜜桃、西红柿切成小丁备用。

2. 将猕猴桃丁、水蜜桃丁、西红柿丁拌在糯米饭中，可做外形、色彩各异的饭团。

3. 最后撒上葡萄干即可。

健康小提示：水果含有丰富的维生素C，可使宝宝的皮肤水嫩又白皙，牙龈更健康。葡萄干含钾量丰富，可维持宝宝正常的肌肉收缩与神经传导。此品适合10个月左右的宝宝食用。

酸甜彩椒

材料：青椒、红椒、黄椒各60克，话梅2粒。

调料：白醋、白糖各适量。

做法：

1. 青椒、红椒、黄椒均洗净，去蒂及籽后切成小块。

2. 将白醋、话梅和白糖放入锅中，加入半杯水，以小火煮开，放入青椒、红椒、黄椒块续煮3分钟后，熄火浸泡15分钟即可。

健康小提示：此品不仅富含维生素，而且颜色鲜艳，味道酸甜可口，宝宝会非常喜欢哟！适合3岁左右的宝宝食用。

第二十三章
B族维生素，为宝宝构筑健康体质

B族维生素包括维生素B_1、维生素B_2、维生素B_6、维生素B_{12}、烟酸、泛酸、叶酸等，都是人体生长发育不可缺少的营养素。下面介绍几种与宝宝健康息息相关的B族维生素。

■ 维生素B_1

维生素B_1能维护心脏正常的运转，增强宝宝胃肠功能，增进宝宝食欲，预防宝宝因晕车、晕船而发生呕吐。大米里面含有丰富的维生素B_1。需要注意的是，维生素B_1是水溶性维生素，所以做饭的时候富含维生素B_1的食物浸泡时间不要太长，也不要用热水洗米或者用力搓洗，否则会造成维生素B_1的丢失。土豆、鲜冬菇、花生、芝麻、葵花子、谷类、酵母、豌豆、动物肝脏、鳝鱼、鸡蛋、鹌鹑蛋、牛奶、猪肉、白菜、茄子等也都是富含维生素B_1的食物。

■ 维生素B_2

维生素B_2具有抗氧化的作用，能有效防止自由基侵害肌肉组织与关节，促进宝宝生长发育，缓解眼睛疲劳。菠菜、青椒、鲜冬菇、坚果、小麦胚芽、谷类、动物肝脏、蛋黄、牛奶和猪肉等食物，都含有丰富的维生素B_2。

■ 维生素B$_6$

维生素B$_6$能促进人体生成更多的血红细胞来为身体运载氧气，减轻心脏负荷，提高人体的免疫力，维持宝宝神经和肌肉骨骼系统的功能，并能缓解宝宝呕吐症状和因缺乏维生素B$_6$导致的腿部抽筋，同时还有利尿的功效。香蕉、小麦胚芽、甘蓝、土豆、大豆、豆腐、燕麦、花生、核桃、鸡蛋、牛奶、牛肉和猪肉等食物中均含有丰富的维生素B$_6$。其中，肉类和全谷类是维生素B$_6$的最佳食物来源。

■ 维生素B$_{12}$

维生素B$_{12}$能预防恶性贫血，维护神经系统健康，消除烦躁不安，集中注意力，增强记忆力及平衡感。动物肝脏、牛肉、猪肉、蛋类、牛奶、奶酪等食物中均含有丰富的维生素B$_{12}$。

■ 补充B族维生素的菜单

黑豆糙米奶

材料：糙米50克，黑豆10克。

调料：细砂糖10克。

做法：

1.将黑豆和糙米洗净，浸泡于足量的清水中约4小时，充分洗净后沥干水分备用。

2.将黑豆及糙米放入果汁机内，加入凉开水搅打均匀，透过细滤网滤出纯净的黑豆糙米浆，再倒入锅中，以小火加热并不断搅拌至沸腾，加入细砂糖搅拌至糖溶解后熄火，待降温后即可食用。

健康小提示：黑豆和糙米都含有丰富的B族维生素和膳食纤维，不仅能促进宝宝神经发育，维持宝宝正常的新陈代谢，而且有很好的助消化功效，可促进肠胃蠕动，预防宝宝便秘。

芦笋奶味蛋

材料：水煮蛋蛋黄半个，婴儿配方奶1大匙，小芦笋20克。

做法：

1.将煮熟的蛋黄压泥，加入婴儿配方奶拌匀，盛碗。

2.芦笋洗净，切小丁，煮软后取出捣成泥状，放在奶味蛋黄上即可。

健康小提示：芦笋有鲜美芳香的风味，膳食柔软可口，能增加食欲，帮助消化。芦笋还含有丰富的维生素A、B族维生素、维生素C及多种矿物质，能增强人体免疫力，对宝宝的生长发育很有帮助。牛奶能为宝宝提供丰富的钙质，对宝宝骨骼的生长很有益处，而且也是构成牙齿的基础物质。奶香和蛋黄香混合在一起后很诱人，颜色也很漂亮，很能挑起宝宝的食欲。适合七八个月的宝宝食用。

菠菜鸡蛋小米粥

材料：菠菜100克，鸡蛋1个，小米15克。

做法：

1.将菠菜去除黄叶，连根洗净后，放入滚水中汆烫，待凉后切成数段，盛入碗中备用。

2.将小米放入锅中，煮沸25分钟，然后打入蛋花。

3.将菠菜放入蛋花小米汤中即可。

健康小提示：菠菜中含有丰富的维生素A、B族维生素、维生素C，是补充维生素的好食材。而

且菠菜含有丰富的膳食纤维，能润肠通便，预防宝宝便秘。鸡蛋中不仅含有丰富的蛋白质，而且含有丰富的钙、铁、磷、锌等矿物质，可为宝宝身体发育提供必需的营养素。此外，鸡蛋中丰富的卵磷脂能促进宝宝大脑发育，有很好的益智功效。

紫米红枣粥

材料：紫米20克，红枣10克。

调料：椰浆、糖各适量。

做法：

1.将紫米洗净后放入锅中，加入适量水将米煮烂。

2.红枣加入滚水中，浸煮3分钟。

3.将煮烂的紫米与红枣拌好后，加入适量糖及椰浆即可。

健康小提示：红枣中含有丰富的氨基酸和维生素，而且维生素C的含量尤其丰富，有增强宝宝身体免疫力的功效。紫米素有"药谷"之称，含有丰富的蛋白质、赖氨酸、多种维生素及铁、锌、钙、磷等人体所需微量元素，可为宝宝生长发育提供丰富的营养物质。而且红枣有很好的

安神效果，因此这道粥对于改善宝宝烦躁不安、夜啼也有益处。

香蕉燕麦粥

材料：香蕉30克，燕麦1大匙。

调料：清高汤5大匙。

做法：

1.香蕉切成薄片，与清高汤、燕麦片拌匀，一起放入微波炉内加热约1分钟。

2.出炉后再略微捣碎、搅拌均匀即可。

健康小提示：燕麦含丰富的维生素E、维生素B_1、维生素B_2及纤维素，有促进宝宝神经系统发育、预防便秘的功效，尤其适合比较肥胖的宝宝。香蕉含丰富的维生素、矿物质等，其中含钾、锌微量元素较多，可帮助消化、安定神经，对于安抚宝宝的焦躁情绪有不错的效果。适合5个月左右的宝宝食用。

山药枸杞粥

材料：白米1杯，山药300克，枸杞2大匙，水8杯。

做法：

1.白米洗净沥干，山药去皮洗净切成小块。

2.锅中加水8杯煮开，放入白米、山药、枸杞续煮至滚时稍搅拌，改中小火熬煮30分钟即成。

健康小提示：枸杞补血明目，可增加白血球数量，使宝宝抵抗力增强、预防疾病。山药可促进食欲、有效消除疲劳，增强体力及免疫力。体弱、容易疲劳的宝宝多食用此道粥品，可助常保好气色、病痛不侵。

玉米鸡汤

材料：鸡肉末20克，甜玉米粒2大匙。

调料：清高汤3/4杯。

做法：

1.将甜玉米、鸡肉末、清高汤放入打碎机中搅打成糊。

2.倒入小锅中加热煮5分钟，即可盛碗喂食。

健康小提示：鸡肉含有丰富的蛋白质，而且其蛋白质是可以让宝宝完全吸收的。而甜玉米含大量淀粉、蛋白质、氨基酸，为宝宝的身体发育提供了必需的营养物质。玉米中的氨基酸还有促进脑细胞成长的功效，可让宝宝更聪明。

第二十四章
维生素A，宝宝眼睛的保护神

维生素A让我们能在暗淡的环境里看到事物，并能区分颜色。不仅如此，在促进身体发育、增强身体抵抗力方面，维生素A也是功不可没。维生素A可以调节上皮组织细胞的生长，维持上皮组织的正常形态与功能；能使口腔内和胃肠、肺部等器官的组织正常工作，还能确保鼻子和喉咙等部位黏膜的健康。

■ 宝宝缺乏维生素A的表现

皮肤干燥和脱屑、浑身起小疙瘩，形同鸡皮。

头发稀疏而干枯，缺乏光泽。

指甲变脆变薄，形状改变。

牙釉质发育不良。

眼睛结膜与角膜（俗称黑眼球）发生病变，轻者眼睛干燥不适，经常眨眼、畏光、夜盲，重者黑眼球混浊、发生角膜溃疡，最后穿孔而失明。

呼吸道器官很容易感染细菌或病毒，经常患呼吸道疾病。

■ 合理膳食，补充维生素A

为了预防宝宝缺乏维生素A，妈妈应该及早做好这方面的准备。除了在孕期补充维生素A之外，宝宝后天的进补也非常重要。

多吃富含维生素A的食物　妈妈可以在食谱里多安排富含维生素A的食物，如动物肝脏、母乳、全脂奶酪、鱼肝油、蛋黄等。

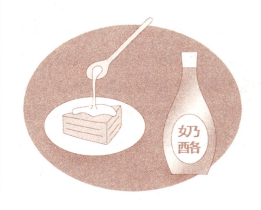

多吃富含胡萝卜素的食物　胡萝卜素可在人体内转化成维生素A。多给宝宝吃富含胡萝卜素的绿色蔬菜，也能间接为宝宝补充维生素A。富含胡萝卜素的食材大多是深绿色有叶蔬菜、黄色蔬菜、黄色水果，如胡萝卜、西红柿、南瓜、红薯、柿子、玉米和橘子等。妈妈可以用这些食材给宝宝做汤粥或者果汁，以保证宝宝对维生素A的需求。

适量补充脂肪类食物　脂肪类食物有助于胡萝卜素的吸收，所以在食用含胡萝卜素较多的食物时，适量搭配肉类食物更有利于胡萝卜素的摄取。

■ 育儿知识补给站

维生素A不像维生素B那样易于流失，它会积存在体内，所以不需要每天都摄取，否则容易引起维生素A中毒。维生素A中毒的症状大多表现为易于激动、食欲不振，严重的会毛发脱落、肝脾肿大、皮肤干燥、皮肤奇痒难忍、皮肤皱裂、呕吐等。

■ 补充维生素A的菜单

南瓜香椰奶

材料：小南瓜1/4个，椰奶200毫升，婴儿配方奶50毫升。

做法：

1.南瓜表皮洗净后擦干水分，去籽，切小块后放入锅中蒸熟。

2.取50克蒸熟的南瓜放入果汁机内，加入其他材料搅拌均匀即可。

健康小提示：南瓜含有丰富的胡萝卜素，时常喂食小宝宝，可使宝宝肌肤好气色，使宝宝眼睛更明亮，并且让宝宝身体更健康。适合1岁半以上的宝宝食用。

芹菜胡萝卜汁

材料：西芹75克，胡萝卜300克。

调料：柠檬汁1大匙，白糖少许。

做法：

1.芹菜去除老叶，洗净，切段；胡萝卜用刨皮器削皮，切长条状。

2.将芹菜和胡萝卜交错放入

榨汁机内榨成汁，加入柠檬汁和少许白糖搅匀即可。

健康小提示：芹菜含有多种营养成分，是很好的减肥食品，能有效控制宝宝的体重。胡萝卜、柠檬富含多种维生素和矿物质。这道芹菜胡萝卜汁不仅能促进宝宝的肠胃消化功能，帮助控制体重，而且还能润泽宝宝的皮肤。适合1岁半以上的宝宝食用。

蓝莓多多

材料：蓝莓40克，原味酸奶150毫升，养乐多100毫升。

做法：

蓝莓表皮洗净后擦干水分，去蒂后放入果汁机内，加入其他材料一起搅打均匀即可。

健康小提示：蓝莓丰富的类胡萝卜素，可以保护孩子的视力，搭配富含钙和蛋白质的酸奶，可以让孩子的眼睛明亮有神，身体更健康。适合1岁以上的宝宝食用。

西红柿肝泥

材料：土豆、西红柿、猪肝各适量。

调料：高汤适量。

做法：

1.土豆去皮，煮熟，捣碎；西红柿洗净，去皮，压成泥；猪肝煮熟，压成泥，备用。

2.将捣碎的土豆、西红柿、猪肝泥与高汤一同加入锅里，用小火煮5分钟，即可盛出。

健康小提示：猪肝含有较多的铁，还含有较丰富的维生素A，不仅有助于预防缺铁性贫血，而且对宝宝的眼睛发育很有益处，还能防止宝宝患有夜盲症。适合5～6月的宝宝食用。

蔬菜肉卷

材料：四季豆3根，胡萝卜80克，薄猪肉片4～5片。

调料：盐适量，醪糟1小匙。

做法：

1.猪肉片洗净，抹上醪糟与盐；四季豆洗净，撕除老筋后切长段。

2.胡萝卜洗净，去皮后切条。

3.猪肉片分别摊开，排入适量四季豆段与胡萝卜条包卷起来，放入锅中蒸熟即可。

健康小提示：胡萝卜含有丰

富的胡萝卜素。猪肉富含蛋白质和脂肪，能够促进胡萝卜素转化为维生素A，并利于维生素A的吸收，提高宝宝呼吸系统的免疫力，保护宝宝的眼睛。再与四季豆搭配，颜色鲜艳，营养丰富且有利于营养的吸收利用。适合两岁左右的宝宝食用。

第二十五章
提高宝宝免疫力的营养菜单

有些宝宝免疫力强，身体健壮，而有些宝宝免疫力差，身体比较弱，时常令妈妈担忧。对于免疫力低下的宝宝，妈妈应注意日常饮食调理。

■ 膳食营养是关键

充足的水 宝宝新陈代谢快，水分蒸散流失多，要及时补充水分。体内水分充沛，新陈代谢旺盛，免疫力自然就提高了。

各种维生素和多种矿物质 不同的维生素对免疫系统有着不同的特殊作用。给宝宝补充充足的维生素，才能够促进宝宝体内营养物质的吸收，提高宝宝免疫力。钙、铁、磷均衡营养才能保证宝宝骨骼健壮，智力发育良好，面色红润。

丰富的蛋白质 丰富的蛋白质是宝宝健康发育的基础。

适量的微量元素和益生菌 锌、硒等微量元素虽然少，但是他们却在宝宝身体发育方面发挥着重要作用。益生菌能调理宝宝肠道，促进营养素的吸收，提高宝宝免疫力。

■ 提高免疫力的食物

南瓜 南瓜含有多种氨基酸、蛋白质及钙和多种矿物质，尤其是富含维生素A，对于保护宝宝视力，提高宝宝免疫力有很好的功效。而且南瓜与米饭、面条相同，可作为主食。蒸熟后的南瓜香甜可口，宝宝非常喜欢。

猕猴桃　猕猴桃富含维生素C，可直接食用，一般要给宝宝打成果汁。但是新鲜水果一定要现吃现做，否则容易氧化。

鸡蛋　鸡蛋富含多种营养素，包括蛋白质，B族维生素，维生素E，矿物质铁、锌等。鸡蛋中维生素E有很好的抗氧化功效，能提高宝宝机体免疫力。但因为蛋黄的胆固醇太高，不宜大量摄取。

海产品　海产品，如牡蛎、海虾等，含矿物质锌丰富。而且动物性来源的锌比植物性来源的锌吸收率高，所以可让宝宝经常食用一些海产品，尤其是深海鱼。

金针菇　金针菇含矿物质硒，尤其是新鲜的金针菇含硒丰富。金针菇在提升免疫力方面也有不错的效果。而且金针菇富含维生素A、维生素C、维生素E等，并且纤维丰富，对于宝宝身体发育都有很好的促进作用。

■ 提高免疫力的菜单

🥄 西红柿甜心

材料：西红柿80克，芹菜10克，蘑菇15克，奶酪丝15克，肉片10克。

做法：

1.西红柿洗净，将果肉挖出，切成小丁。

2.芹菜洗净切小丁，蘑菇切小丁。

3.将芹菜丁与蘑菇丁用热水汆烫，肉片用小火煎熟。

4.将全部材料放在西红柿盅里，撒上奶酪丝，放在烤箱里用180℃烤15分钟即可。

健康小提示：西红柿含有丰富的番茄红素，宝宝多摄入番茄红素可以增强免疫力。蘑菇也是很好的提高身体免疫力的食材，两者搭配起来做菜，能让宝宝身体更健康。而且红红的西红柿不仅营养价值高，色泽还很新艳，很能引起宝宝的食欲。此品适合两岁左右的宝宝食用。

🥄 水果奶冻

材料：奶酪粉10克，牛奶10克，猕猴桃20克，橙子2个，哈密瓜10克，樱桃2颗。

调料：糖适量。

做法：

1.将奶酪粉、少量的糖与已榨好的橙汁加入牛奶中，覆盖保鲜膜，用微波炉加热3分钟。

2.将猕猴桃、哈密瓜、适量的橙子果肉切成丁，放入已完成的奶冻中。

3.将已混入水果的奶冻倒入挖空的橙子中，放入冰箱冷藏。食用的时候再放上2颗樱桃。

健康小提示：猕猴桃和橙子有很好的增强免疫力的效果，樱桃中铁与维生素A的含量都很高，不仅能预防缺铁性贫血，而且能使皮肤红润光滑。此品适合1岁以上的宝宝食用。一定不要让宝宝吞食樱桃核。

洋葱番茄牛肉汤

材料：牛肉末100克，洋葱65克，西红柿1个。

调料：盐少许。

做法：

1.牛肉洗净挤出水分，洋葱去皮切块，西红柿切四等分后去子。

2.牛肉入滚水中余烫去血水，捞起用开水冲洗干净备用。

3.将姜片、洋葱、西红柿放入锅中，加入3杯清水，煮至沸腾，再放入牛肉续煮至软后关火，待稍凉后加入少许盐，将汤放入果汁机中打成浓汤糊即可。

健康小提示：洋葱中含有一种抗氧化剂，能清除体内自由基，增强细胞活力和代谢能力；西红柿富含维生素C和番茄素，能清除自由基，保护细胞，增强人体免疫力。牛肉蛋白质、牛磺酸和铁有很好的促进身体发育和预防贫血的功效。三者搭配，为机体补充丰富的营养，提高免疫力功效显著。此汤适合1岁左右的宝宝食用。

胡萝卜鳕鱼汤

材料：鳕鱼30克，胡萝卜10克，粥半碗。

做法：

1.将胡萝卜洗净，去皮，切成小丁；鳕鱼洗净，切小丁。

2.胡萝卜丁鳕鱼丁与粥混合煮软，搅成糊状即可。

健康小提示：鳕鱼含有丰富的蛋白质和牛磺酸，不仅能为宝宝身体发育提供丰富的营养，而且能提高宝宝机体免疫力。胡萝卜含有丰富的胡萝卜素，胡萝卜素在人体内转化成维生素A，能提高宝宝机体免疫力，保护鼻子和喉咙等部位黏膜的健康，有效对抗呼吸道疾病。此粥适合6个月左右的宝宝食用。

🥣 杏仁苹果豆腐羹

材料：豆腐3块，杏仁24粒，苹果1个，冬菇4只。

调料：食盐、菜油、糖各少许，淀粉适量。

做法：

1.将豆腐切成小块，置水中泡一下捞出。冬菇洗净、切碎、搅成蓉，和豆腐煮至滚开，加上食盐、菜油、糖，用淀粉同调成芡汁，制成豆腐羹。

2.杏仁用温水泡一下，去皮；苹果洗净去皮切成粒，同搅成蓉。

3.豆腐羹冷却后，加上杏仁、苹果糊拌匀，即成杏仁苹果豆腐羹。

健康小提示：此羹富含蛋白质和铁质，可提高婴幼儿免疫力，防止贫血发生。

🥣 虾仁紫菜汤

材料：虾仁50克，紫菜10克。

调料：食盐、水淀粉、植物油、香油各适量，葱末、姜末各少许。

做法：

1.将紫菜洗净，切成适口小片。

2.将虾仁洗净、去虾线，放入碗中加少许盐、水淀粉调匀备用。

3.将油锅烧至七八成热，用姜末、葱末炝锅，放入虾仁煸炒，加入适量清水，待水烧沸后放入紫菜稍煮，放食盐，淋香油即可。

健康小提示：虾含有丰富的氨基酸，其中的谷氨酸含量最为丰富，虾的鲜味也由此而来。虾的钙含量与硒含量相当高，有利于促进宝宝骨骼发育，对预防佝偻病有很大的功效。同时，能促进机体蛋白质合成，有增智健脑作用。经常给宝宝吃虾，可以补充脑力和体力。

🥣 烧红白豆腐

材料：豆腐50克，猪血50克。

调料：食盐、味精、香油、植物油各适量，姜末、蒜末各少许。

做法：

1.将豆腐洗净，切成小块，用沸水焯一下，捞出沥干水分。

2.将猪血洗净，用清水浸泡20分钟以上后洗净，用开水焯一下，捞出沥干水分，切成小块。

3.锅中油烧至四五成热，煸炒豆腐块、猪血块至熟，加入食盐、味精、葱末、姜末、蒜末、香油即可。

健康小提示： 动物血中含有较高的球蛋白和较为丰富的免疫抗原物质，此外，还含有碱性磷酸酶、乳酸脱氢酶等活性成分。还能为人体提供多种微量元素，对营养不良、肾脏疾患和病后的调养都有益处。处于生长发育阶段的宝宝多吃些有动物血的菜肴，可以防治缺铁性贫血，对恶性贫血也有一定的防治作用。

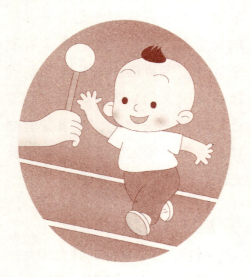

番茄鲜蘑排骨汤

材料： 排骨100克，鲜蘑20克，番茄20克。

调料： 黄酒、食盐各适量。

做法：

1.将排骨洗净，切成1.5厘米长的小段，放入碗中加黄酒、食盐腌15分钟。

2.将鲜蘑洗净去根切成小块，用沸水焯一下，断生即可，过凉后沥干水分备用。

3.番茄洗净，用沸水焯一下，剥皮后切成小块。

4.锅内加入适量清水烧沸，放入排骨、黄酒稍煮一会儿，撇去浮沫，将排骨煮至熟烂，加入鲜蘑块、番茄块，再煮至熟烂加食盐即可。

健康小提示： 番茄含有的胡萝卜素消除自由基能力较强，能够预防多种疾病，提高机体免疫力。

第四篇

做孩子最好的营养师

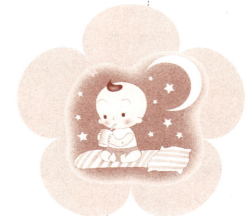

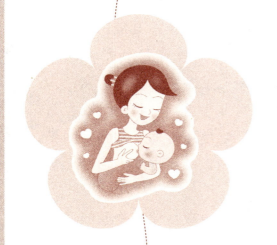

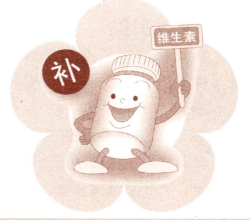

第二十六章
宝宝越吃越聪明的益智营养方案

值得推荐的健脑食材

营养是宝宝的智力与脑发育不可缺少的物质基础，为使宝宝具备一个聪颖的头脑，在日常生活中一定要多摄入具有健脑益智作用的营养物质。

宝宝出生后大脑的发育非常迅速，特别是在宝宝刚刚出生后的3年里。宝宝长到7至8岁时脑重量已达到成人的90%左右。为了促使宝宝的大脑更好地发育，从小就要给宝宝多吃健脑食品，使宝宝成为一个聪明的孩子。

■ 鱼类、贝类

鱼肉脂肪中含有对神经系统具备保护作用的一种脂肪酸，这种脂肪酸有助于健脑。而且鱼类还可以给大脑提供优质蛋白质和钙，对大脑细胞活动有促进作用。尤其是深海鱼类，富含

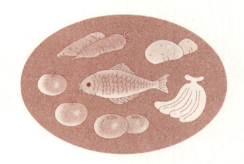

DHA（二十二碳六烯酸）和EPA（二十碳五烯酸）等对脑发育极为有益的物质。如鲑鱼、鲔鱼、秋刀鱼、鳕鱼等营养都非常丰富。经常让宝宝吃鱼对宝宝的大脑发育非常重要，特别是在发育早期。吃鱼还有助于加强神经细胞的活动，从而提高学习和记忆能力。

贝类中碳水化合物及脂肪含量非常低，几乎是纯蛋白质，可以快速供给大脑大量的酪氨酸，因此可以大大激发宝宝大脑能量、提高情绪以及提高大脑功能。

■ 动物内脏

动物内脏不但营养丰富，其健脑作用也大大优于动物肉质。因为动物内脏比肉质含有更多的不饱和脂肪酸。动物的肝、肾富含红细胞的重要组成成分——铁质，红细胞可为大脑运送充足的氧气，从而能有效地提高大脑的工作效率。

■ 鸡蛋

鸡蛋中所含的蛋白质是天然食物中最优良的蛋白质之一，它富含人体所需要的氨基酸，而蛋黄中所含的丰富卵磷脂被酶分解后，能产生出丰富的乙酰胆碱，进入血液后又会很快到达脑组织中，可增强记忆力。同时，蛋黄中的铁、磷含量较多，均有助于大脑发育。但要注意的是，1岁以内的宝宝只能吃蛋黄，不要吃蛋白，因为蛋白中的白蛋白分子很小，而婴儿肠壁的通透性较高，白蛋白未经消化可直接通过肠壁进入血液，成为婴儿体内的一种异性蛋白，1岁以内的宝宝对异性蛋白很容易产生过敏反应，因此蛋白最好等1岁以后再吃。

■ 全麦制品和糙米

增强机体营养吸收能力的最佳途径是食用糙米。糙米中含有各种维生素，对于保持认知能力至关重要。其中维生素B_6对降低类半胱氨酸的含量有很大的作用。

■ 深色绿叶蔬菜

蛋白质食物新陈代谢时会产生一种名为类半胱氨酸的物质，这种物质本身对身体无害，但含量过高会引起认知障碍和心脏病。而且类半胱氨酸一旦氧化，就会对人体动脉血管壁产生毒副作用。维生素B_6或维生素B_{12}可以防止类半胱氨酸氧化，而深色绿叶蔬菜中维生素含量最高。

■ 核桃和芝麻

现代研究发现，这两种食物所含的营养物质非常丰富，特别是不饱和脂肪酸含量很高。因此，经常食用可为大脑提供充足的亚油酸、亚麻酸等分子较小的不饱和脂肪酸，以排除血管中的杂质，增强大脑的功能。另外，核桃中含有大量的维生素，对于改善神经衰弱、失眠症，松弛脑神经的紧张状态，消除大脑疲劳有很好的功效。核桃容易呛进宝宝气管，所以1岁以内的宝宝最好碾细碎了再吃。

■ 豆类及其制品

豆类食品含有人体所需的优质蛋白和8种必需氨基酸，这些物质都有助于增强脑血管的机能。另外，豆类还含有卵磷脂、丰富的维生素及其他矿物质，特别有益于宝宝的脑部发育。但一次不宜大量摄取，因为此类食物可算是植物中的肉，食用后会有饱胀感。

■ 水果

菠萝中富含维生素C和重要的微量元素锰，对提高人的记忆力大有帮助；柠檬可提高人的接受能力；香蕉可向大脑提供重要的物质——酪氨酸，而酪氨酸可使人精力充沛、注意力集中，并能提高人的创造能力；橘子含有大量维生素A、维生素B_1和维生素C，属典型的碱性食物，可以消除大量酸性食物对神经系统造成的危害。

损宝宝大脑发育的食材黑名单

虽然食物是宝宝大脑发育的重要营养来源，但并不是所有的食物都对宝宝的大脑发育有益，也有不少食物对宝宝的大脑有很强的杀伤力，下面就列出一些有损宝宝智力发育的食材。

■ 煎炸食品

煎炸过的食物在经过放置之后，不久就会生成过氧脂质，过氧脂质进入人体后，会对人体内的某些代谢酶系统及维生素等产生极大的破坏作用，从而造成大脑早衰和痴呆。

■ 味精

味精的主要成分是谷氨酸钠，在消化过程中能分解出谷氨酸，谷氨酸含量一旦过高就会转变成一种抑制性神经递质。当宝宝摄取过量的味精后，还容易导致体内缺锌。

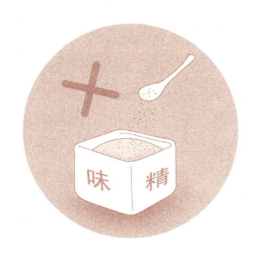

■ 白糖

白糖是典型的酸性食品，如果饭前多吃含糖高的食物，害处尤其显著。因为糖在体内过剩，会使血糖上升，感到腹满胀饱。长期大量食用白糖会引起肝功能障碍。

如果宝宝吃白糖过多，不仅容易发胖，而且糖汁留在牙缝里，容易造成龋齿。长期过量地食用白糖，易使宝宝形成酸性体质和酸性脑，严重影响宝宝的智力发展。因此，为了保护宝宝的智力，尽量让宝宝少吃白糖及用白糖制作的糕点、饮料等。

■ 过咸食物

人体对食盐的生理需要极低，成年人每天6克以下，幼儿每天1克以下就足够了。常吃过咸食物会损伤动脉血管，影响脑组织的血液供应，使脑细胞长期处于缺血、缺氧状态下，从而导致记忆力下降，大脑过早老化。

■ 咖啡

咖啡中所含的咖啡因，是一种生物碱，对人的大脑有刺激作用，以致引起兴奋。在咖啡因作用的影响下，大脑供血会减少，如果父母给宝宝过多地喝咖啡，就会严重影响宝宝的智力发育。

除体内损脑物质的饮食攻略

随着现代工业的发展，各种污染广泛存在于生活的各个角落。这些污染物质会伤害到抵抗力弱的宝宝，尤其是对宝宝的智力有着严重的损害。

■ 伤害宝宝的五大毒物

铅　铅污染越严重的地方，儿童智力低下的发病率越高。儿童的血铅水平每上升100微摩尔/升，其智商要下降6~8分。儿童血铅过高易导致小儿多动症、注意力不集中、学习困难、攻击性行为及成年后的犯罪行为。

甲基汞 易导致儿童神经性行为发育障碍，包括注意力、记忆力、语言、精细动作、听力和视/味觉等方面的异常。

镉 易致中枢神经系统损害，如脑损害、脑神经发育不良、记忆力下降、弱智等。

多氯联苯 可致小儿生长发育持续性迟缓，肌张力过低、痉挛、行动笨拙、智商降低。

杀虫剂 杀虫剂中含有的有机污染会使宝宝大脑及神经系统出现障碍。生活在受杀虫剂污染严重的环境中的宝宝，从2~4岁起就会出现记忆力减退、注意力难以集中、学习困难等障碍，到了学龄期，其平均智商可能比正常同龄宝宝低6%以上。

■ 家庭饮食排毒措施

1.多吃富含维生素C的食物

维生素C可与毒素结合生成难溶于水的物质，从而随粪便排出。维生素C广泛存在于水果蔬菜

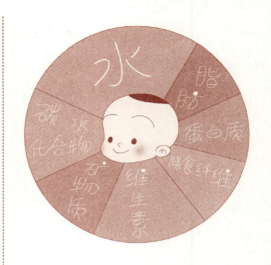

中，带酸味的水果，如橘子、柠檬、石榴、山楂，尤其是酸枣中的含量最丰富，苹果、草莓、鲜辣椒、圆白菜、蒜苗、雪里蕻、西红柿、菜花等维生素C含量也很高。

2.多吃富含蛋白质和铁的食物

蛋白质和铁可取代毒素与组织中的有机物结合，加速毒素代谢。含优质蛋白质的食物有鸡蛋、牛奶和瘦肉等，含铁丰富的绿叶蔬菜和水果则有菠菜、芹菜、油菜、萝卜缨、苋菜、荠菜、西红柿、柑橘、桃、李、杏、菠萝和红枣等。

3.多吃富含果胶的食物

果胶属于天然高分子物质，

分子量为15万~30万，由几十个至几百个脱水的半乳糖醛酸组成，常与钙或镁形成巨大的网络结构，然后与体内的铅、汞等毒素形成不溶解的不能被吸收的复合物，再同粪便一起排出体外。果胶对毒素有强大的捕捉能力，可以有效地清除人体内的毒素和其他重金属。因此，可多吃含果胶较多的食物。水果含果胶最为丰富。

宝越吃越聪明的食谱

🥣 核桃牛奶

原料： 核桃仁50克，牛奶100毫升，豆浆100毫升，蜂蜜25毫升。

制作方法： 将核桃仁磨成粉末状，放入牛奶和豆浆中搅匀。倒入蜂蜜，加热煮沸即可。

用法与功效： 每日早晚各1次。具有强壮体质的作用，有腹泻的宝宝不宜食用。

🥣 黑芝麻牛奶

原料： 黑芝麻25克，核桃仁25克，牛奶250毫升，白糖15克。

制作方法：

1.将黑芝麻、核桃仁磨碎后放入容器中，倒入混合的牛奶和适量水煮沸。

2.放入白糖搅匀即可。

用法与功效： 每日1次。具有健脑安神作用。

🥣 杏仁豆奶

原料： 大杏仁6个，核桃2个，牛奶150毫升，豆浆100毫升，白糖15克或蜂蜜15毫升。

制作方法：

1.去除杏仁衣和核桃衣，碾碎放入混合的牛奶和豆浆中煮熟。

2.放入白糖或蜂蜜即可。

用法与功效： 每天早晨饮用。能促进宝宝脑细胞发育和增强智力，防止便秘。

🥣 红枣山药奶

原料： 红枣5个，山药100克，黑芝麻20克，牛奶250毫升，白糖10克或蜂蜜10毫升。

制作方法：

1.将红枣洗净去核，山药洗

净后与红枣一同煮熟，去皮捣碎。

2.黑芝麻炒熟后碾碎，放入牛奶中煮沸，再把捣碎的红枣和山药放入牛奶中稍煮即可。

用法与功效：每日1次，早晚均可。具有益智、健脑、补血作用。

胚芽豆奶

原料：小麦胚芽30克，麦芽糖30克，豆浆100毫升，牛奶150毫升。

制作方法：

1.将豆浆、牛奶分别煮熟备用。

2.麦芽糖放入容器中，加入少量豆浆和牛奶，使麦芽糖溶化。

3.加入小麦胚芽，搅匀后再倒入剩余的豆浆和牛奶，搅匀即可。

用法与功效：可以每天饮用。具有促进宝宝智力发育的作用。

腰果冰糖奶

原料：腰果仁50克，冰糖10克，牛奶250毫升。

制作方法：将腰果仁炒熟后碾碎，与冰糖一同放入牛奶中，加热至熟即可。

用法与功效：可以经常饮用，以早餐、午餐或加餐时饮用为宜。腰果含有丰富的蛋白质、脂肪、碳水化合物及多种矿物质，有益于宝宝的脂肪代谢，能促进大脑细胞的磷脂代谢，有助于提高记忆力。

松子红枣奶

原料：松子仁50克，红枣2个，冰糖10克，牛奶250毫升。

制作方法：

1.将松子仁炒熟后去除外衣碾碎，放入牛奶中。

2.红枣洗净去核，碾碎后与冰糖一同放入牛奶中煮熟即可。

用法与功效：每周1次，适宜午餐饮用。松子仁中含有蛋白质、碳水化合物和脂肪，其中脂肪大部分为油酸、亚麻酸等不饱和脂肪酸，对宝宝十分有益。能促进宝宝大脑神经、肌肉、骨骼的发育，同时具有润肠和防止脑血管疾病的作用。有腹泻的宝宝不宜食用。

猪肝二米粥

原料：猪肝50克，大米、小米各25克，食盐、葱花各少许。

制作方法：

1.将猪肝洗净，切成片，用开水焯一下后捞出，再切成碎丁。

2.将大米、小米混合后淘洗干净，加入适量水，大火煮开后，再用小火继续煮。

3.待粥快熟时，加入猪肝碎丁、葱花，稍煮一会儿，最后再加入少许食盐即可。

用法与功效：每周1次。可以补充维生素A，防止夜盲症，对宝宝大脑及神经鞘发育有促进作用。

虾仁海带粥

原料：鲜虾150克，海带100克，豆腐25克，小米、大米各25克，葱花、食盐各少许。

制作方法：

1.鲜虾去壳去虾线，剁成细蓉状。

2.海带泡发后洗净，切成小丁，放入碗中，上屉蒸10分钟后取出。

3.豆腐用沸水焯一下后捣烂。

4.将小米、大米淘洗干净后放入锅中，加入适量水煮至八成熟时，加入虾蓉、豆腐泥、海带，直至熟烂后，加入葱花、食盐即可。

用法与功效：可经常食用。每100克鲜虾中含有蛋白质20.6克。虾仁含钙丰富，还含有尼克酸。海带含碘丰富，有利于宝宝智力发育，与豆腐相匹配，起到蛋白质互补作用，有益于宝宝脑部神经及身体发育，能够促进宝宝成长。

牡蛎土豆粥

原料：鲜牡蛎150克，土豆50克，胡萝卜25克，大米50克，葱花、蒜末、食盐各少许。

制作方法：

1.鲜牡蛎去壳，去除牡蛎肠内容物，用开水快速焯一下，捞出后沥干。

2.土豆去皮洗净，切成碎丁。

3.胡萝卜洗净去皮，切成碎丁。

4.将大米淘洗干净，煮至八成熟时，放入土豆丁、胡萝卜丁继续煮烂，最后放入鲜牡蛎、葱花、蒜末稍煮放入少许盐即可。

用法与功效：可以经常食用。牡蛎含锌丰富，同时含有丰富的钙，有助于促进大脑细胞的发育，提高宝宝智力。

牡蛎南瓜粥

原料： 鲜牡蛎150克，南瓜100克，西葫芦50克，小米、大米各50克，食盐少许。

制作方法：

1. 鲜牡蛎去壳，摘除肠内容物洗净，用开水焯后沥干，切成细丁。

2. 南瓜和西葫芦分别去籽去瓤洗净切成丁。

3. 小米、大米淘洗干净入锅，加适量水，放入南瓜丁、西葫芦丁，煮至八成熟时加入牡蛎，煮熟后加少许盐即可。

用法与功效： 可经常食用，以春、秋、冬季为宜，晚餐食用最好。能补充锌元素、维生素和膳食纤维，有助于消化吸收，促进宝宝大脑发育。

三文鱼粥

原料： 新鲜三文鱼、大米、黄瓜、胡萝卜各50克，食盐少许。

制作方法：

1. 将三文鱼切成碎片。

2. 黄瓜洗净去皮去籽，切成碎丁。胡萝卜洗净去皮，切成碎丁。

3. 大米淘洗干净入锅，加适量水煮至熟烂，放入三文鱼、胡萝卜丁、黄瓜丁煮熟，放入少许盐即可。

用法与功效： 可经常食用，各餐均可。除增加宝宝能量外，三文鱼中含有多不饱和脂肪酸，有益于心脑血管发育，同时含有二十碳五烯酸、二十碳六烯酸，能增强宝宝大脑发育，提高智力水平。

三文鱼菜心粥

原料： 三文鱼100克，白菜心50克，白芝麻5克，胡萝卜25克，小米、大米各50克，盐少许。

制作方法：

1. 三文鱼洗净，切成碎丁。

2. 白菜心去除根蒂洗净，切成末。

3. 白芝麻洗净炒熟。

4. 胡萝卜洗净去皮，切成碎丁。

5. 小米、大米淘洗干净入锅，放入白芝麻、胡萝卜丁煮至八成熟时，放入三文鱼和菜心继续煮，全部煮熟后放少许盐搅匀即可。

用法与功效：可经常食用，各餐均可。能增加体内多不饱和脂肪酸、胡萝卜素，有助于宝宝健脑、健体。

三文鱼胡桃粥

原料：三文鱼100克，小胡桃100克，小白菜50克，冬瓜50克，糯米、大米各50克，食盐少许。

制作方法：

1.三文鱼洗净，切成碎丁。

2.小胡桃去壳，胡桃仁炒熟。

3.小白菜择洗干净，切成末。

4.冬瓜去皮去瓤去籽，洗净切成丁。

5.糯米、大米淘洗干净入锅，放适量水，放入核桃仁、冬瓜丁煮至八成熟，再放入三文鱼、小白菜继续煮至全部熟透，放少许盐，搅匀即可。

用法与功效：四季均可食用。此粥含有丰富蛋白质、脂肪、维生素、钙、磷、铁，并含有氨基酸和磷脂，能增强宝宝的大脑皮层，促进大脑细胞的发育，保持细胞膜的完整性。

芋头蛋黄粥

原料：芋头100克，鸡蛋1个，大米50克，白糖适量。

制作方法：

1.芋头去皮洗净，切成丁。

2.鸡蛋煮熟，取蛋黄研碎。

3.大米淘洗干净入锅，放入芋头丁，加适量水，煮熟后再放入蛋黄泥和适量白糖，搅匀即可。

用法与功效：可经常食用，早、晚餐为宜。可以增加宝宝磷脂摄入，有益于大脑和智力发育，同时还有润肠作用。

芥菜粥

原料：芥菜200克，大米100克，蒜蓉、食盐各少许。

制作方法：

1.将芥菜择洗干净，切成末。

2.大米淘洗干净入锅，放入适量水，煮至八成熟时，放入芥菜末，煮至全部熟时放入蒜蓉，再次煮沸时，放入少许盐搅匀即可。

用法与功效：可经常食用，四季皆可，可用于加餐或早、晚餐。有益于增加碳水化合物，补充大脑能量，同时可以增加叶绿素。

鸡丝海参羹

原料：鸡脯肉100克，水发海参100克，鲜笋、鲜蘑菇各50克，鸡汤、香菜、食盐、水淀粉、植物油各适量。

制作方法：

1.鸡脯肉去皮洗净，切成细丝。

2.鲜笋、鲜蘑菇洗净，均切成细丝。

3.海参去除肠内容物洗净，切成细丝。

4.锅中放入鸡汤、鸡丝、海参丝、鲜笋丝、鲜蘑菇丝，煮沸后撇去浮沫。再用小火煮，放入食盐。再煮沸后淋入水淀粉，撒上香菜即可。

用法与功效：可经常食用。增加蛋白质和胶质蛋白，有益于宝宝大脑发育。

油菜鸭丝羹

原料：油菜100克，鸭脯肉100克，香菇50克，鸡蛋1个，香油、料酒、水淀粉、鸡汤、食盐各少许。

制作方法：

1.油菜择洗干净，切成末。

2.鸭脯肉去皮切成丁，用开水焯一下，捞出沥干。

3.香菇泡发后洗净，切成丁。

4.鸡蛋去壳打入碗中搅匀。

5.起油锅，分别煸炒鸭脯肉丁、香菇丁，放入料酒、盐，稍焖一会儿，再放入鸡汤，煮沸后放入油菜末，再沸后淋上水淀粉，缓慢推匀，淋上香油即可。

用法与功效：可经常食用，四季各餐均可。有益于养心养脑，提高机体免疫力。

桑葚红枣羹

原料：桑葚50克，红枣8个，冰糖适量。

制作方法：

1.将红枣洗净，用温水泡发后去核。

2.桑葚去杂质及根部洗净，与红枣一同放入锅中，加适量水，煮沸后用文火煮烂，再加入冰糖适量，待冰糖溶化后搅匀即可。

用法与功效：可经常食用。具有补益肝肾的作用。补充矿物质和维生素，对注意力不集中、神倦懒散的症状有辅助食疗作用，同时还能健脑益智。

🥣 鸡肝洋葱

原料：鸡肝50克，洋葱100克，番茄50克，蒜蓉、植物油、食盐各适量。

制作方法：

1.挑选色泽暗红、表面光滑的鸡肝，洗净后切成片，用开水焯一下后捞出沥干。

2.洋葱去根和表皮，切成丝。番茄洗净去皮，切成条。

3.锅中放油烧至四五成热时，放入鸡肝片、蒜蓉，急火翻炒，放入适量盐和味精，炒熟后盛入盘中。

4.锅中放油烧至四五成热时，放入洋葱丝、番茄条，大火翻炒，快熟时放入少许盐，并放入炒熟的鸡肝，翻炒均匀即可。

用法与功效： 每周1次，佐餐食用。可以增加维生素A、蛋白质、番茄红素等，健脑益智，保护心脑血管。

🥣 银鱼炒蛋

原料：银鱼100克，鸡蛋2个，莴笋50克，葱花、植物油、料酒、食盐各适量。

制作方法：

1.鸡蛋打入碗中搅匀。

2.银鱼洗净，放入少量料酒浸泡片刻。

3.莴笋去皮洗净，切成丁备用。

4.银鱼、莴笋丁一同放入鸡蛋液中，加入少许盐、葱花搅匀。

5.锅中倒入植物油烧至五成热时，倒入鸡蛋液，待周边凝结时，立即翻转，片刻即成。

用法与功效： 佐餐食用。补充大脑核酸、不饱和脂肪酸、磷脂、B族维生素、维生素A，有益于健脑，提高视力。

🥣 鱼肉煎蛋

原料：鸡蛋2个，鱼肉100克，葱花、食盐、植物油、香油各适量。

制作方法：

1.鸡蛋打入碗中，加少许盐搅匀。

2.将鱼肉去皮去刺，剁成蓉，放入鸡蛋液中，加葱花、香油搅拌均匀成糊状。

3.锅中倒入植物油烧至五成热时，舀一羹匙蛋糊放入锅中，用小火煎成饼状，待两面金黄时出锅。依次按上述方法重复煎制。

用法与功效：佐餐食用。补充大脑中的磷脂、多不饱和脂肪酸，提供大脑能量，健脑益智，健体。

豌豆炒蛋

原料：鸡蛋2个，豌豆50克，牛奶50毫升，植物油、食盐各适量。

制作方法：

1.鸡蛋打入碗中，加入牛奶、盐搅匀。

2.豌豆洗净，用开水焯后备用。

3.锅中倒入植物油烧至五成热时，放入豌豆炒熟，放入蛋液，煎成饼状，待成淡黄色即成。

用法与功效：可经常食用。补充动物蛋白、植物蛋白、钙质，有益于消化吸收，养心健脑，促进发育。

虾仁蛋饺

原料：虾仁100克，鸡蛋2个，小白菜50克，植物油、食盐、料酒、葱花各适量。

制作方法：

1.虾仁洗净切成丁，放入碗中，加适量盐、料酒、葱花搅拌均匀。

2.小白菜洗净去根切碎，与虾仁放在一起搅匀。

3.鸡蛋打入碗中，搅拌均匀。

4.锅中倒入油烧至五成热时，倒入部分蛋液，炒熟捣碎，放入虾仁中拌成馅。

5.取平锅，放少许植物油，油热后，舀一勺蛋液放入平底锅中，把蛋液逐一摊成圆皮，每个皮中放一份馅，将蛋皮翻折，包成蛋饺。

6.把蛋饺放入蒸锅中蒸10分钟后即可。

用法与功效：做主食经常食用。增加大脑不饱和脂肪酸、磷脂、维生素、矿物质，促进大脑和机体发育，有益于健脑益智，而且有益于消化吸收。

海带炖鸡

原料：鸡肉100克，水发海带100克，枸杞10克，食盐、葱花、姜片、黄酒各适量。

制作方法：

1.鸡肉洗净，切成小块，用

开水焯一下后捞出。

2.水发海带洗净，上锅蒸10分钟，取出后切成菱形片。

3.锅中放适量水，煮沸后放入鸡肉块、海带片，撇去浮沫，加入黄酒、葱花、姜片、盐、枸杞，小火炖至鸡肉熟烂时即成。

用法与功效：可经常食用。具有补心脑、补碘作用，有益于大脑发育，提高智力。

🥄 茄汁鳗鱼

原料：番茄酱50克，鳗鱼150克，松子25克，植物油、酱油、葱花、姜末、食盐各适量。

制作方法：

1.将鳗鱼去除肠内容物洗净，取脊背部肉切成条，放入碗中，加入葱花、姜末、酱油、盐浸泡。

2.锅中倒入油烧至五成热时，放入鳗鱼条、松子、葱花、姜末、盐，大火翻炒熟后，倒入番茄酱搅匀即可。

用法与功效：可经常佐餐食用。可以补充多不饱和脂肪酸、优质蛋白、番茄红素，健脑益智，保护心脑血管。

🥄 核桃鱼丁

原料：核桃5个，鲤鱼肉150克，植物油、葱花、姜末、料酒、盐、酱油各适量。

制作方法：

1.核桃去壳，核桃仁用刀背拍碎。

2.鲤鱼肉洗净，去皮去骨去刺，切成丁，用开水焯一下捞出沥干。

3.锅中倒入植物油烧至五成热时，放入葱花、姜末、料酒、酱油，炒出香味，放入鲤鱼丁、核桃仁，大火翻炒，放入盐，炒匀即可。

用法与功效：宝宝常吃带鱼有利于脑细胞发育，提高智力。中医认为带鱼具有强心补肾、舒筋活血、清脑健脑、消除疲劳、提神养神、滋补五脏、滋润皮肤等作用。核桃可以增加大脑中不饱和脂肪酸，增强记忆力，具有健脑补脑作用。可经常食用。

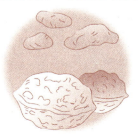

第二十七章
婴幼儿常见病食疗

预防宝宝湿疹食谱

湿疹是儿童常见的一种皮肤病，它可以发生在身体的任何部位。主要表现为皮肤上左右对称地出现针头大小的丘疹、疱疹，且往往弥漫联合成片，伴有剧烈瘙痒。我们经常见到一些白白胖胖的婴幼儿的脸蛋上、眉毛长有成片的小疙瘩，有的还流水、结痂，这就是医学上所说的婴幼儿湿疹，也就是中医所谓的"奶癣"。因为湿疹的病程迁延，反复发作，常常引起孩子和家长严重的不安和焦虑。

湿疹的发病原因比较复杂。目前认为可能是皮肤对外界的一种过敏反应。可以引起皮肤过敏的因素很多，如：湿、热、冷、日光、微生物、毛织品、药物、肥皂、空气尘埃等。

金银花蜜汁米酪

原料：杏仁50克，绿豆100克，糯米100克，金银花100克，蜂蜜200克，白矾少许。

做法：

1.将绿豆用凉水泡1小时，然后煮熟，去皮过箩(煮时加少许白矾)；杏仁用开水泡一下，然后剥去皮仁，用粉碎机粉碎；粳米、糯米用凉水泡1小时，用粉碎机粉碎；金银花用开水泡一下，用其汁。

2.锅置火上，放入绿豆、清水烧开，然后倒入其他汁液，不断地搅动，开锅后加入蜂蜜，放凉倒入平盘中，放入冰箱凉透即成。

特点：甜，凉，鲜，微苦。

功效：杏仁、绿豆、蜂蜜等

均是消暑、祛毒、清热之佳品。小儿夏季易发生脓疱疮、湿疹，吃此酪能清热利湿、养血祛风，抑制多种细菌和病毒对人体皮肤的侵害，能祛瘙痒、燥湿、泻火、解毒、杀虫止痛。

绿豆粥

原料：绿豆30克，粳米适量，冰糖少许。

做法：

1.将绿豆、粳米淘洗干净。

2.锅置火上，加入适量清水、绿豆、粳米同煮粥，粥熟后加入冰糖调匀即成。

特点：粥熟，豆、米软烂，有甜味。

功效：绿豆清热解毒，与粳米煮粥，有清热凉血、利湿去毒的功效，适于湿疹患儿食用，尤对发热、疹红水多、大便干结、舌红苔黄较明显者适用。

苦参鸡蛋

原料：鸡蛋1个，苦参30克，红糖30克。

做法：先将苦参浓煎取汁，

去渣，将打散的鸡蛋、红糖同时加入，煮熟即可。

特点：本汤虽有苦味，但糖甜蛋香，婴儿不会拒食。如对鸡蛋过敏，可单给蛋黄，煮熟的蛋白与蛋黄之间有一层薄膜，这是卵类粘蛋白，极易引起过敏现象，因此必须剥去。

功效：苦参可清热解毒、燥湿杀虫；鸡蛋润燥和胃、解毒。此汤有清热除湿、解毒润燥的作用。此汤可用于治疗婴幼儿湿疹、奶癣等。饮汤，每日1次，连用6天。

将军蛋

原料：鸡蛋1个，生大黄末1.5克。

做法：先将鸡蛋顶端敲出一个小孔，放入大黄细末，然后用纸封闭小孔，煮熟即成。

特点：鸡蛋无异味，小儿可以吃。

功效：大黄味苦性寒，性趋下行，有清热解毒、燥湿的功效。鸡蛋可和中调味。将军蛋可用于胃热湿疹、大便干结或臭秽者。

预防宝宝水肿食谱

皮肤浮肿，皮色鲜泽而薄，按之陷下有坑如糟囊不起，称为"水肿"。儿科浮肿临床多见于急慢性肾炎、肾病综合征、营养障碍、先天性心脏病、心力衰竭等疾病。一般而言，水肿的发生和治疗，与肺、脾、肾关系密切，此病以治疗原发病为主要手段。在治疗过程中，配合适量的食疗药膳，对疾病症状的减轻、水肿的消退、病后的恢复都有一定的作用。

鲤鱼粥

原料：鲤鱼1条，糯米30～60克，葱白、豆豉各适量。

做法：

1.将鲤鱼去鳞、内脏，收拾干净，洗净加水煮约1小时，去鱼留汁；糯米淘洗干净。

2.锅置火上，放入鱼汁、糯米、葱白、豆豉煮粥。

特点：粥鲜香，有海鲜味。

功效：鲤鱼味甘，性平，含有蛋白质、脂肪、胱氨酸、细氨酸等氨基酸，维生素A、维生素B_1、维生素B_2、维生素C及钙、磷、铁等。能补脾健胃，通乳汁，利水消肿。与米同煮，能增强健脾利水功效。可用于三焦气化失常导致的水肿，如营养不良、慢性肾病、心脏衰竭等引起的水肿。

鸭汁粥

原料：鸭汤300毫升，粳米50克。

做法：将鸭汁放入锅内，然后放入淘洗干净的粳米煮粥。

特点：此粥清香，爽口不腻。

功效：此汤有滋阴、养胃、利尿消肿功效，用于治疗童子痨、盗汗、咳嗽、吐痰、各种原因引起的水肿。日食1次或隔日食1次，趁温空腹食用。凡脾阳不足、外感未清、便泄之小儿忌食用。

芸豆粥

原料：芸豆30克，粳米50克。

做法：

1.将芸豆用清水浸泡发胀；粳米淘洗干净。

2.锅置火上。放入清水适量、粳米、芸豆同煮成粥，放入少许调味品即可。

特点：豆烂粥稠。

功效：此粥有益脾胃、清内热、利尿消肿作用，用于治疗小儿热病烦渴、口舌生疮、肾炎水肿。每日2次，早、晚服用。

发菜粥

原料：粳米50克，发菜5克，盐少许。

做法：

1.发菜用清水泡发好；粳米用清水淘洗干净。

2.锅置火上，加入适量水、粳米用文火熬至成粥，然后加入发好的发菜及少许调味品(盐)再煮至粥稠，即可服用。

特点：粥鲜、咸、稠烂。

功效：发菜是藻类的一种，含有丰富的蛋白质、钙、铁、磷等。其作用为化痰软坚、清热利

尿。此粥，适用于甲状腺肿、水肿、湿性脚气等症。每日2次，趁热服。

冬瓜皮蚕豆粥

原料：冬瓜皮60克，蚕豆50克。

做法：将冬瓜皮、蚕豆洗净，加入清水3碗，煎取汁一小碗，去渣。

特点：此汤清淡，无异味。

功效：冬瓜皮专用于利尿消肿。蚕豆味甘平，能健脾益胃，利小便，止血。此汤有健脾、利湿、消肿的作用，用于脾虚水肿久治不愈和慢性肾炎水肿。每日饮用，持之以恒。对蚕豆过敏者忌用。

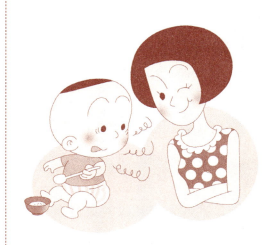

预防宝宝汗症食谱

汗症在儿科也属常见。汗症分为自汗和盗汗两种。自汗是不用发汗药和其他刺激因素而自然出汗，一般多因内伤杂症引起，出汗后有形寒、疲乏等现象。盗汗，是指睡时汗液窃出，醒后即收，收时不觉恶寒，反觉烦热。婴儿盗汗多见于消耗性疾病，如结核病、慢性肝炎等。汗为心液，无论自汗还是盗汗，因汗出得过多而损耗心液，影响儿童健康成长。所以，不可将汗症视为小事，而应及早治疗，在对症治疗的同时，要以食疗作为辅助治疗，才能早日康复。

龙眼肉粥

原料： 龙眼肉10克，粳米50克。

做法：

1.将龙眼肉洗净，粳米淘洗干净。

2.锅置火上，放入适量清水、粳米、龙眼肉，同煮成粥。

特点： 粥黏稠，甜香可口。

功效： 龙眼肉营养丰富，具有补心健脾、养血安神、补精益智、壮阳等功效，可治疗贫血、自汗、盗汗、心血不足等症。此粥益心脾、补气血、安神志，用于治疗慢性疾病所致的体虚盗汗，有一定疗效。

山萸肉粥

原料： 山萸肉20克，粳米适量，白糖适量。

做法：

1.将山萸肉洗净，去核；粳米淘洗干净。

2.沙锅置火上，放入适量清水、粳米、山萸肉煮粥，加入白糖再稍煮即成。

特点： 粥烂糯，微甜。

功效： 山萸肉味酸、性涩、微温，含有苹果酸、酒石酸及维生素A等成分，为滋补肝肾的良药。山萸肉与米成粥，有补益肝肾、健胃敛汗的功效，尤其对肝肾不足、发育迟缓、体弱多病、虚汗常出的患儿有一定辅助治疗作用。

小麦大枣粥

原料：浮小麦50克，大枣6枚，糯米60克。

做法：将浮小麦、大枣、糯米淘洗干净，入锅上火，放入清水，先用旺火烧开，后用文火煮成粥。

特点：粥黏润，烂熟，稍甜。

功效：浮小麦即小麦未成熟的麦粒，以水淘之，浮起者为佳。其主要含多量淀粉及B族维生素，性味甘凉，有止汗作用。可用于治疗自汗、盗汗，免去患者过多损失津液。糯米味甘，性微温，能补脾胃、益脾气。大枣益气和血、养心安神。三者合成此粥，可以起到固表敛汗、养胃健脾的功效。每日早晚1次温服。喂幼儿可加点糖。

北芪龙眼羊肉汤

原料：北芪15克，龙眼肉10克，羊肉100克。

做法：

1.羊肉洗净，切成块，用沸水稍烫。

2.北芪、龙眼洗净，置锅内，加水适量，用旺火烧开，加入羊肉块，用文火炖至羊肉软烂，成浓汤汁。

特点：肉鲜汤稠，稍有草药味。

功效：羊肉味甘、性温，补血益气，温中暖肾，有较好的滋补强壮作用。龙眼滋阴养血益心。北芪益气固表。三者同用，对体热易感冒、自汗肢冷患儿有辅助治疗作用。每日早、晚各1次，温热服用。

海参粥

原料：水发海参50克，粳米50克，精盐、味精各适量。

做法：

1.将海参洗净，切成块；粳米淘洗干净。

2.锅置火上，放入适量清水、粳米、海参煮粥，将熟时调入精盐、味精即可。

特点：粥鲜香，略有咸味，适口。

功效：海参营养丰富，性味甘温，具有补肾益精、养血润燥的功效。主治自汗盗汗，烦热口渴，面色黄白等。

预防宝宝惊风食谱

惊风是小儿并发于多种疾病过程中的一个急症。其症状是抽搐或伴有神昏等症。一般多见于1～5岁的婴幼儿，年龄越小，发病率越高，常见的有因受惊吓而起，或因高热而伴发，民间称之为"抽风"。此病除治疗原发病外，主要是饮食调养。食疗也仅适用于缓解恢复期，有增强体质、加速康复、减少发作的功效。

番茄汁

原料：鲜番茄250克，白糖30克。

做法：将番茄洗净，用开水烫一下，剥去皮，用干净的纱布包好绞汁，加白糖拌匀，随时饮用。

特点：味鲜，酸甜适口，解渴。

功效：番茄富含维生素C，性味甘、酸、凉，能清热止渴，养阴凉血，同时能养肝胃，清血热。小儿有急惊风时，常饮番茄汁可见疗效。

山药对虾粥

原料：山药30克，对虾1～2个，粳米50克，食盐、味精各少许。

做法：

1.将粳米洗净；山药去皮，洗净，切成小块；对虾择好洗净，切成两半备用。

2.锅置火上，放入清水，投入粳米。烧开后加入山药块，用文火煮成粥，将熟时，放入对虾段，加入食盐和味精即成。

特点：山药软糯，对虾鲜香，有海鲜味。

功效：山药健脾养胃。对虾味甘、咸，性微温，能补肾助阳，益脾胃。两者合成此菜，含蛋白质、脂肪和维生素A、维生素B_1、维生素B_2及钙、磷、铁等成分，有镇静作用，可做治疗小儿受惊吓的食品。每日两餐服食；

桑葚粥

原料： 鲜紫桑葚30克，糯米或粳米50克，冰糖适量。

做法：

1.将桑葚洗净；糯米(或粳米)淘洗干净。

2.锅置火上，放入清水，下糯米、桑葚，用文火煮成粥时加入冰糖。

功效： 桑葚含有葡萄糖、蔗糖、胡萝卜素、维生素B$_1$、维生素B$_2$、维生素B$_5$、维生素C、苹果酸、琥珀酸、酒石酸等成分，能补血滋阴、生津止渴、润肠通便。适用于急惊风恢复期或惊风后遗症的调治。本药每日服两次。脾胃虚寒、大便溏泻或肾虚无热者不宜服用。

预防宝宝咳嗽食谱

咳嗽是儿科中常见的疾病，可见于小儿多种疾病中。婴幼儿不知冷热，机体防御能力差，易使外邪侵袭，常因呼吸道感染引起，影响小儿的生长发育，并可引发并发症。所以应加以重视。除用药治疗外，饮食调理也很重要。

萝卜蜂蜜饮

原料： 白萝卜1～3大片，生姜3小片，大枣3枚，蜂蜜30克。

做法： 将萝卜片、生姜片、大枣加水适量，煎沸约30分钟，去渣，加蜂蜜，再煮沸即成。

特点： 饮料甜香，微有姜辣味。

功效： 萝卜味辛、性凉，有清热生津、凉血止血、化痰止咳等作用，还有较强的抗菌作用。生姜是散风寒、止呕下气的常用药。大枣多作和胃养血及调和药物使用。蜂蜜润燥止咳。本饮可起到散寒宣肺、祛风止咳的作用。治疗伤风咳嗽，以风寒感冒咳嗽为宜。另外，体弱屡易感冒咳嗽、久治不愈或反复迁延的婴儿可试用。风热咳嗽、见发热痰黄者，不宜选用。

核桃鸭子

原料：核桃仁200克，荸荠150克，老鸭子1只，鸡肉泥100克，鸡蛋清1只，花生油适量，湿淀粉少许。

做法：

1.将鸭子宰杀，去内脏，洗净，用开水浸一遍，置盆内，加葱、姜、盐、味精少许，上笼蒸熟，取出晾凉后，去骨，切成块。

2.核桃仁、荸荠洗净，均切成碎末状，与鸡肉泥、鸡蛋清、少许湿淀粉共调成糊状。将糊淋在鸭膛上，下油锅炸酥，捞出，控油即成。佐餐食用。

特点：鸭肉味鲜香、酥软。

功效：核桃仁能补肾助阳、补肺敛肺、润肠通便。荸荠味甘性寒，能清热生津、化痰消积。鸭肉味甘、咸，性微凉，能补阴益血、清虚热，可治咳嗽。此菜可有补肾温肺、化痰止咳的作用。对治疗婴幼儿肾虚久咳以及慢性气管炎、支气管哮喘等有一定功效。

荸荠百合羹

原料：荸荠30克，百合5克，雪梨1个，冰糖适量。

做法：

1.将荸荠洗净去皮捣烂；雪梨洗净去皮去核；百合洗净。

2.锅置火上，放入清水、荸荠、雪梨、百合煎煮。后加适量冰糖煮至熟烂汤稠。温热用。

特点：黏稠，甜香。

功效：荸荠能清热生津、凉血解毒、化痰、消积，荸荠素对金黄色葡萄球菌、大肠杆菌及绿脓杆菌有抑制作用；梨能清热生津，润燥化痰；百合润肺止咳。三者合用有滋阴润燥、化痰止咳的作用，可用于婴儿慢性气管痰热症。血虚体弱、咳痰清稀者忌用。

雪梨炖冰糖

原料：雪花梨1至2个，冰糖30~60克。

做法：

1.将雪梨去皮去核，与冰糖同放在瓷碗内。

2.锅置火上，将瓷碗放在屉内，炖至冰糖溶化即成。

特点：吃梨饮汁，清淡甜香。

功效：梨润肺清热、生津止

渴，与冰糖同用，增强润肺止咳作用。可治疗肺燥咳嗽、干咳无痰、唇干咽干等症。咳嗽有痰者不宜用。

川贝母蒸梨

原料：雪梨或鸭梨1个，川贝母6克，冰糖20克。

做法：

1.将梨洗净，从柄部切开，挖空去核；川贝母研成粉末。

2.将川贝母粉末装入雪梨内，用牙签将柄部复原固定，放入大砚中，加入冰糖。加少许水，隔水蒸30分钟。将蒸透的梨和其中的川贝母一起食用。

特点：雪梨软烂。

功效：川贝母为化痰止咳良药，与雪梨、冰糖合用，可起化痰止咳、润肺养阴功效。此菜可治疗久咳不愈、痰多、咽干、气短乏力等症。

预防宝宝感冒食谱

感冒是常见病，小儿脏腑娇嫩，更易患病。小儿感冒一般有风寒感冒和风热感冒两大类。感冒虽然多易治愈，但由于小儿脏腑未充，容易反复发作。所以必须以饮食治疗配合，才可更见成效。

白萝卜炖大排

原料：白萝卜500克，猪排适量，葱段、姜片、料酒、花椒、胡椒面、盐各少许。

做法：

1.将猪排剁成小块，入开水锅中焯一下，捞出用凉水冲洗干净，重新入开水锅中，放葱、姜、料酒、花椒、胡椒面，用中火煮炖90分钟，捞去骨；白萝卜去皮，切条，用开水焯一下，去生味。

2.锅内煮的排骨汤继续烧开，投入排骨和萝卜条，炖15分钟，肉烂、萝卜软即成。

特点：此菜有萝卜香味，排骨肉好吃，汤鲜好喝。

功效：白萝卜有赛人参之美

称，可见其营养丰富，具有滋补润心、通气活血之功效。小儿伤风感冒，咳嗽吐痰，吃此菜(或喝汤)后，可立见功效。

荷叶粥

原料：鲜荷叶1张，粳米50克。

做法：

1.将粳米淘洗干净；荷叶洗净。锅置火上，放入清水适量，放入米煮粥，煮时将荷叶盖于粥上，煮熟即成。

2.也可将荷叶洗净切碎，煎汁，调入粥内加白糖。吃粥，可随意食用。

特点：清香爽口。

功效：荷叶是清热解暑的良药，与粳米煮粥，有健胃解暑的功效。

暑天感冒，困倦乏力、头重、不思饮食者，可用此粥代餐。一般暑天感冒皆可食用。

白菜绿豆饮

原料：大白菜根数个，绿豆30克，白糖适量。

做法：

1.将绿豆洗净，放入锅中加

水，用中火煮至半熟。

2.将白菜根洗净，切成片，加入绿豆汤中，同煮至绿豆开花，菜根烂熟，即成白菜绿豆汤。饮用时加入白糖调味即可。

特点：清香且甜，绿豆可食。

功效：白菜含维生素B_1、维生素B_2、维生素C、维生素B_6及胡萝卜素、钙、磷、铁等营养成分，其味甘，性微寒，有清热止渴、通利肠胃、利水的功效。绿豆味甘性凉，能清热除烦，利小便，解毒。此汤主要有清热解毒作用。用于小儿风湿感冒出汗不彻、周身困重发热、口渴、小便短赤等症。

豆腐葱花汤

原料：鲜豆腐2块，葱2～4根，油、姜片、酱油、香油、味精各少许。

做法：

1.豆腐切成小块或条，放清水中浸泡半小时；葱洗净，切碎。

2.锅置火上，放入油，放入豆腐稍煎，加入适量清水、姜片、酱油，煮沸后再煮20分钟，放入葱末，烧开后，淋入香油，撒上味精即成。

特点：鲜嫩醇香，开胃进食。

功效：豆腐营养丰富，有"植物肉"之称。豆腐味甘微寒，能补脾益胃，清热润燥，利小便，解热毒。葱辛温，有发汗解毒作用。用于治疗小儿外感风寒、内有胃热、咽痛声哑等症。体弱感冒、痰多有火者则不宜使用。

🥣 番茄西瓜汁

原料：西瓜1500克，番茄250克。

做法：

1.将西瓜去皮，取瓤绞汁。

2.番茄用水洗净，用开水烫一下，去皮去籽取汁。二汁合并，放在一起，随意饮用。

特点：此汁甜中带酸，爽口清香。

功效：西瓜甘寒，清热解毒，与甘酸微寒的番茄合用，能祛暑解表，又可健脾开胃、生津止渴。用于治疗暑天感冒、气阴已伤、发热、心烦、口渴、食欲不振。

🥣 百合梨白藕汤

原料：鲜百合200克，生梨2个。白莲藕250克，盐少许。

做法：

1.将鲜百合洗净，撕成小片状；白莲藕洗净去节，切成小块；梨洗净去核，切成小块。

2.把梨与白藕放入清水中煲两个小时，再加入鲜百合片，煮约10分钟，下盐调味即成。

特点：清香润口，微有咸、酸、甜味。

功效：生津止渴，宽胸除烦，滋阴降火，泻热化痰。

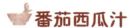

预防宝宝肥胖病食谱

肥胖病是现代儿童中比较多见的一种疾病，主要是身体发胖，大大超过标准体重。此症与遗传因素有关，但多数儿童肥胖是因为饮食不节，吃得过多，使脂肪或碳水化合物在体内蓄积而致。此种病会使人体内一些器官负担过重而受到伤害，出现某些并发症，影响儿童身体健康。患此种病的儿童应适量控制饮食，不可吃得过多，同时还要多吃些有利减肥的食物。

豌豆黄

原料：老豌豆500克，琼脂1克，白糖200克，水200克。

做法：

1.豌豆洗净，用凉水浸泡10小时，入高压锅煮30分钟，然后过罗加糖熬开。

2.琼脂洗净，用小锅加热煮化，过罗倒入豌豆中，拌匀，凉后放入冰箱即成。

特点：软糯甜香。

功效：豌豆利小便、止渴、和中下气、解疮毒、消炎、去除暑热，还有降血压、除脂肪、减肥的功效。

五仁面茶

原料：玉米面250克，白芝麻20克，黑芝麻20克，瓜子仁50克，桃仁20克，花生仁20克，芝麻酱100克，香油、精盐各少许。

做法：

1.锅注入清水适量，烧沸，玉米面先用凉水稀释后倒入锅内沸水中，一边倒一边用勺子搅动。烧开后用小火煮一会儿。

2.芝麻炒熟，擀成碎面；桃仁先去皮，再炒熟擀碎；花生炒熟擀碎；瓜子仁炒熟，掺入少许盐拌匀。

3.将玉米面盛入碗内，撒上麻酱，撒上瓜子仁、芝麻仁、桃仁、花生仁即成。

特点：仁香面咸。

功效：此菜可调和肠胃，通便润肠，降血脂，减肥，发胖儿童多食有利轻身。

冬瓜汤

原料：连皮带籽冬瓜500克，陈皮3克，葱丝、生姜片、精盐、味精各适量。

做法：将冬瓜洗净，切成块，加陈皮、葱丝、生姜片、精盐，并加适量水，用文火煮至冬瓜熟烂，加味精即成。

特点：味鲜、汤淡。

功效：冬瓜性寒，味甘，清热渗湿，清痰排脓，利尿消肿，有较好的减肥轻身效用。冬瓜籽偏于利湿，冬瓜皮利尿，所以用冬瓜连皮带籽，以求增加减肥效果。陈皮理气健脾燥湿。姜、葱通阳化饮利尿。几品合用，有助于减肥轻身，增进活力，使儿童肥瘦适中，强壮有力。

佛手海蜇

原料：海蜇500克，黄瓜250克，糖、米醋、香油、精盐、葱末、蒜片各适量。

做法：

1.将海蜇皮用凉水泡24小时，洗去泥沙，切成小长条，再用刀顺长划四下，要均匀。

2.开水晾至80摄氏度，放入海蜇烫一下，迅速捞出，在冷水中浸泡一小时成手指状。

3.鲜嫩黄瓜用刀一破两半，用刀连切四片薄片，注意前面不要切断，然后第五刀切断，撒精盐腌10分钟，控去盐水。此时黄瓜成扇形，将海蜇从水中捞出，与黄瓜一齐用香油、盐、糖、醋、葱末、蒜片拌匀即成。

功效：海蜇、黄瓜脂肪少，有利于减肥。学龄前儿童可多吃此菜，以防发胖。挑选海蜇皮时应选呈白色或浅黄色，有光泽，自然圆形、片大平整、无红衣、杂色、黑斑、肉质厚实均匀且有韧性的最好。适合儿童吃口感松脆适口。

清蒸凤尾菇

原料：鲜凤尾菇500克，精盐3克，味精2克，香油3克，鸡汤适量。

做法：

1.将凤尾菇去杂洗净，用手沿菌褶撕开，使菌褶向上，平放在汤盘内。

2.在凤尾菇的上面，加入精盐、味精、香油、鸡汤，将盘放置笼内清蒸，蒸熟后取出即成。

特点：清淡。

功效：凤尾菇含有较多的蛋白质、氨基酸、维生素等物质，几乎没有脂肪。而且具有补中益气、降血脂、降血压、降胆固醇作用。此菜很适合于肥胖病、高血压、高血脂的儿童食用。

预防宝宝厌食食谱

厌食，是指婴幼儿长时间见食不贪，食欲减退或缺乏，甚至拒食，医学上称之为"婴儿厌食症"。据调查，城镇中60％的学龄前儿童均有不同程度的厌食。究其原因，与饮食习惯和饮食方式有密切的关系。如孩子过多吃零食或挑食、偏食等，都会引起厌食。另外，与饮食中缺少某些微量元素也有一定的关系，如缺锌，可影响消化功能，致使婴儿吸收能力差，造成营养不良进而不思饮食。婴幼儿饮食不节，喂养不当，损伤脾胃，也会导致厌食。为克服厌食，婴幼儿、学龄前儿童要注意饮食的节制和规律。饮食切忌多荤少素，多甜少咸，或多吃零食、正餐少食等现象。还可以让小儿多吃些牡蛎、花生、豆类、豆芽和发酵食品，因这类食品能使蛋白质分解成氨基酸，使盐分解，以利锌的吸收，从而改善厌食症状。

葡萄汁

原料： 新鲜葡萄若干。

做法： 将葡萄洗净晾干，用干净纱布绞汁。每次服10毫升，1日3次。

特点： 甜鲜。

功效： 葡萄味甘，微酸，性平，能补肝肾，益气血，鲜者还可生津液。主要成分为葡萄糖、果糖、蔗糖、木糖、酒石酸、苹果酸、蛋白质、多种氨基酸、胡萝卜素、钙、钾、磷、铁及维生素B、维生素B_1、维生素B_2、维生素C等。葡萄汁可治疗发育迟缓并厌食者。此症状的患儿比同龄儿明显瘦小，面色萎黄，头发稀少。

此汁饮用，要长期服用，方能收效。

梨粥

原料： 鲜梨3个，粳米100克。

做法：

1.将梨洗净，连皮切碎，去

核；粳米淘洗干净。

2.锅置火上，加水适量，放入梨块，文火煮30分钟，捞出梨块，加入淘净的粳米，煮成稀粥。每日早晚各吃1次。

特点：此粥黏稠，有梨香味。

功效：梨味甘、微酸，有清热生津、润燥化痰之功，含有苹果酸、柠檬酸等有机酸，并含有葡萄糖、蔗糖、果糖及维生素B_1、维生素B_2、维生素C等。与粳米同用，有清热、生津、养胃的功效。主治小儿胃津不足引起的厌食病，可调治烦热、口干、舌苔少、大便燥结等症。

淮山内金粥

原料：淮山药15～20克，鸡内金9克，小米或大米150克，白糖适量。

做法：

1.将山药、内金研成细末；米淘洗干净。

2.锅置火上，放入适量清水、米、山药、内金共同煮粥。米熟烂后，加适量白糖调味即成。

特点：粥软烂，甜香爽口。

功效：鸡内金味甘平，有消积滞、健脾胃的功能。淮山药为健脾益气的常用药。两者合用，起健脾和胃、消食导滞作用。此粥主治脾虚食积引起的厌食症。

冰糖话梅

原料：乌梅60克，冰糖60克。

做法：

1.将乌梅洗净，放入锅内，加水适量，浸泡发透，再加热煎煮到半熟，捞出。

2.将煮至半熟的乌梅去核，果肉切成丁，再放入原液中，加碎冰糖，继续煎到七成熟，取汁即成。待冷，外部再蘸上一层白糖，装瓶备用。可治小儿胃津不足、胃纳差的厌食症。3～5岁小儿，每次吃1克，6～8岁小儿每次吃2克，9～12的小儿每次吃3克；均每天吃3次。

西红柿汁

原料：西红柿数个。

做法：将新鲜西红柿洗净，入沸水中浸泡5分钟，取出剥去皮，放在干净的纱布内用力绞挤，滤出汁液，即可食用。

特点： 新鲜清香，酸甜适口。

功效： 西红柿含多种维生素，尤其维生素C含量丰富，还

含有糖类、酸类、矿物质等，具有生津止渴、健胃消食的功效。每次服饮50～100毫升，日服2～3次。可治疗胃阴不足，发热后婴幼儿厌食症。

预防宝宝出鼻血食谱

鼻出血，以热症引起居多。婴幼儿鼻出血常见于鼻内毛细血管破损，且多发生在食用燥热煎炸之物后，或用手挠抓鼻孔后，也有的见于某些血液疾病。临床还发现发生于风寒感冒将愈之时，风热感冒之肝火偏旺，或阴虚、虚火上升等。

同煮粥，粥熟后。加入冰糖，糖化后即成。

特点： 粥黏稠，甜香适口。

功效： 黑木耳性味甘、平，能凉血止血、润肺益胃、利肠道。大枣和血养血。此粥凉血和血、止血和胃，适用于因血虚热鼻衄、大便出血者。早晚服用。

木耳粥

原料： 黑木耳30克，粳米100克，大枣5枚，冰糖适量。

做法：

1.将木耳用凉清水浸泡半天，洗净捞出；大枣洗净；粳米淘洗干净。

2.锅置火上，放入适量清水烧开，然后放入粳米、木耳、大枣

蛋清白糖水

原料： 鸡蛋2个，白糖30克。

做法： 鸡蛋取蛋清，与白糖调于碗中，用沸开水冲，温凉后饮用。

特点： 此糖水甜，清淡。

功效： 鸡蛋性味平、甘，能补阴益血、除烦安神、补脾和胃。蛋清更长于此功效。儿童因

肺胃积热而鼻衄或易于鼻出血，常饮蛋清白糖水有预防作用。

糖虱豆腐

原料：塘虱鱼2条(约重500克)，油炸豆腐4块，红柿椒1只，豆豉、葱粒各适量，蒜瓣2个，生抽10克，老抽、糖各5克，食油、香油适量，淀粉5克，腌料(生抽、淀粉、胡椒粉、酒)少许。

做法：

1.塘虱鱼洗净，去肠泥，放入热水中拖一拖，取出刮去白色物，洗干净。切成鱼块，加腌料拌匀，放热油锅中过油，捞出控去油。

2.蒜瓣剁碎，豆豉洗净，红椒切丝，油炸豆腐切小片，备用。

3.锅置火上，放油15克烧热，下蒜末爆香，加入豆豉及油炸豆腐略炒，过油后的塘虱鱼放在油炸豆腐上，倒入生抽、老抽、糖、香油，略煮片刻，至汁液收干，加入红柿椒、葱粒，用淀粉勾芡即成。

特点：鲜香适口，别有风味。

功效：有的小儿鼻易流血，

打喷嚏，活动甚至睡觉、坐卧也会无缘无故流鼻血，如果常吃此菜，可以预防鼻出血。

红糖豆腐粥

原料：豆腐500克，红糖50克。

做法：

1.将豆腐洗净，切成骨牌块。

2.锅置火上，放入清水烧开，下豆腐块煮汤，将煮好时加入红糖，稍煮沸即成。饮汤吃豆腐。

特点：豆腐性味甘寒，补脾益胃，清热解毒。此汤适用于胃热肺燥之鼻衄。胃寒者不宜食用。

韭菜根鸡蛋

原料：韭菜根约100克，鸡蛋1枚，白糖30克。

做法：

1.将韭菜根洗净，加水400毫升，与鸡蛋同煮。

2.鸡蛋煮熟时，去渣并剥去蛋壳，调入白糖，即可。

功效：此菜具有凉血、养阴、止血作用。适用于小儿鼻子出血。每日1次。

预防宝宝寄生虫病食谱

小儿不注意卫生，因此会吃进很多寄生虫卵，以致在腹内生长蛔虫、蛲虫等寄生虫。患有寄生虫病的小孩，会发生营养不良，身体逐渐消瘦，面部出现白圈，还会经常腹痛。

如果寄生虫进入胆囊，形成胆囊虫病，腹痛更严重，还会有生命危险。因此，小孩要讲究卫生，防止寄生虫卵进入人体。

如果发生了寄生虫病，要用驱虫药治疗，为增加疗效，也可配以食疗。

南瓜拌饭

原料：南瓜1片，白米50克，白菜叶1片，精盐、色拉油、高汤各适量。

做法：

1.南瓜去皮后，取一小片切成碎粒。

2.白米洗净，加汤泡后，放在电饭煲内煮，水沸后，加入南瓜粒、白菜叶煮至米、瓜糜烂，略加油、盐调味即成。

特点：熟烂，略有咸味。

功效：南瓜含锌丰富，有抗癌、抗毒素、防高血压、防治动脉硬化、治疗糖尿病等作用。中医认为，南瓜味甘、性温，有消炎止痛、补中益气、解毒杀虫等功能。此饭适合9个月以上孩子食用，有驱蛔虫、蛲虫的作用。

海南椰鸡汤

原料：椰子1只，净鸡1只(约重600克)，姜片10克，核桃仁50克，红枣50克，清水约1500克，精盐少许。

做法：

1.鸡洗净去皮，放入开水锅中浸约5分钟，斩成大块；核桃仁用水浸泡，去除油味；红枣洗净去核；椰子取汁，椰肉切块。

2.把鸡、姜片、核桃仁、枣、椰汁、椰肉同放10碗滚开水中，加姜片，用猛火烧滚后，改用文火煲3小时，加盐调味即成。

特点：甜香适口，椰味清香浓郁。

功效：椰肉、椰汁可驱蛔虫、蛲虫；核桃仁健脑；鸡肉营养丰富，小儿吃此汤，可驱虫健身。

使君子蒸肉

原料：使君子5～10克，猪瘦肉100克，精盐少许。

做法：

1.将使君子去壳，取出使君子肉备用。

2.使君子肉和猪瘦肉一起剁碎和匀，加入少许盐做成肉饼。

3.将肉饼放入盘内，隔水用旺火蒸熟或煮饭时放在饭上蒸熟即成。

特点：两肉相配好吃，味香咸。

功效：使君子性味甘，有杀虫消疳作用。此饭可治小儿肠道蛔虫及营养不良症。每遇婴幼儿不想吃东西、面色苍白、日渐消瘦、腹胀且痛、口渴烦躁等症状出现时，即可吃此菜饭，定能见疗效。

鲜韭菜根蒸鸡蛋

原料：鲜韭菜根100克，鸡蛋1枚，精盐少许。

做法：将韭菜根洗净，捣碎取汁，与鸡蛋调匀，蒸作蛋羹，可稍加盐、油以调味。

特点：此羹香鲜，可口，营养丰富。

功效：此羹有杀虫排便作用，主治蛔虫病。早晨或夜晚空腹时1次服下，每日1次，连服3日。

预防宝宝五软食谱

婴儿五软，指头软、项软、四肢软、肌肉软、口软。表现为头项软弱倾斜，不能抬举；口软膏弛，咀嚼无力；手软下垂，不能握拳；足软不能站立；肌肉软而不坚，皮宽肉削，同时智力也较迟钝。多见于3岁以下幼儿。这与小儿缺钙、缺锌、营养不良、发育欠佳有关。平时加强小儿饮食营养，滋补骨肉，对加速此症痊愈、促进儿童生长发育有重要意义。

栗子糕

原料：栗500克，白糖250克。

做法：

1.将栗子放入锅内煮30分钟，冷却后，剥壳去皮，放在碗内。

2.锅置火上。上屉放入栗子碗蒸30分钟，出锅，加白糖拌成泥，倒入盘内，摊开切块即可。

特点：软面，甜香，可口。

功效：栗子营养丰富，含蛋白质、脂肪、淀粉、糖类、维生素B、脂肪酶等，具有养胃健脾、补肾强筋、活血止血的功效。主治腰腿软弱无力、泄泻等。凡婴幼儿筋骨不健、四肢软弱、发育不良等均适用此糕。

大便干结的婴幼儿不宜多吃。

胡萝卜排骨汤

原料：胡萝卜、猪排骨各约250克，生姜2片，盐适量。

做法：

1.将胡萝卜、排骨洗净，切块。

2.锅置火上，放入适量水、排骨、胡萝卜、生姜同炖至烂熟，放入盐调味即成。

特点：猪骨肉、胡萝卜香烂。

功效：胡萝卜除含有丰富维生素A外，还含有一定的糖、蛋白质，可促进血红蛋白的生成，故有补血作用。猪排骨可益精髓、强骨。此汤有润燥滋阴、养筋强骨之功效。可适用于行动迟缓的婴儿，以及筋骨发育欠佳、症见唇干口燥、形体消瘦者。

丝瓜虾皮猪肝汤

原料：丝瓜250克，虾皮30克，猪肝50克，葱花、姜丝适量，花生油15克。

做法：

1.将丝瓜去皮、洗净切段；猪肝洗净切片；虾皮用水浸泡。

2.锅置火上，放入油烧热，下姜丝、葱花和猪肝，略炒，倒入虾皮、清水适量，煮沸后投入丝瓜，再炖3～5分钟即成。

特点：味道鲜美。

功效：虾皮中含钙丰富。猪肝含丰富的维生素D，可促进钙的吸收。丝瓜性凉而有通络作用。三物合用，可起到通络行血、补钙强骨的功效。适宜于婴儿缺钙、佝偻病、发育迟缓、牙齿迟长等症。

切记，不可同吃菠菜和竹笋。吃菜喝汤，连吃数日。

羊肉粥

原料：新鲜羊肉100～150克，萝卜1个，粳米30克。

做法：

1.将羊肉洗净切碎，最好用开水稍烫后，去其血腥味。

2.萝卜洗净，去皮切大块，与羊肉同炖，待肉将熟时，取出萝卜，放入淘洗干净的粳米同煮成粥。食用时，放入盐，调好味。

特点：肉嫩烂，粥鲜香。

功效：羊肉味甘、性温，助阳，补精血，能补血之虚，补有形之气。此粥用于治疗肾虚胃弱，肌肉萎软，足膝无力。冬天食用，5～7天为一疗程。

阴虚有火的婴儿不宜食用。

糖醋红曲排骨

原料：猪排骨500克，红曲5克，白醋、料酒、精盐、白糖、大料、葱花、姜末、油各适量，胡椒面少许。

做法：

1.将排骨洗净，剁成3厘米见方小块，倒入料酒、大料、葱、姜、盐、胡椒粉，拌匀腌20分钟。

2.锅置火上，放入油烧热，大排骨炸至五成熟捞出，再放入开水锅中漂去油脂，备用。

3.锅再置火上，放入清水，投入沥干水的排骨，加糖、大料、料酒、白醋、红曲，煮至熟烂，用旺火将卤汁收干即可。

特点：此菜香而不腻。

功效：此菜清热消痰，利膈爽胃，能消食活血，健脾强胃。小儿常食，能补虚弱，壮腰膝，强筋骨，益气力，促进小儿骨骼发育，预防软骨病。

酸辣双料汤

原料：猪血250克，鸡血250克，美味黄瓜汁1听(200～250克)。胡椒粉8克，米醋、精盐、葱、香油、料酒、玉米粉各少许。

做法：

1.将猪血、鸡血分别放入沸水锅中煮几分钟，捞出，分别切成条、块；葱切段。

2.锅置火上，放入清水，并加入猪血块、鸡血条、料酒、精盐、胡椒粉、葱烧开，用玉米粉调稀倒入锅中勾芡，再倒入美味黄瓜汁和醋少许，淋上香油即成。

特点：血鲜嫩，汤味稍酸辣，开胃上口。

功效：此菜祛风、活血、通络，能扩张血管，加速新陈代谢，排泄体内多余盐分，有助于小儿肌肉组织的生长发育，壮筋健体。

啼宝宝饮食调理

啼哭，是婴儿的一种本能反应，因为宝宝人小，不会说话表达自己的意愿，只能通过啼哭来表达要求和痛苦，如饥饿、口渴、尿布潮湿、疾病疼痛等等，这些都属于正常的生理反应，只要能满足孩子的要求，消除孩子的痛苦，宝宝就能停止啼哭。因此，这一切都不包括在夜啼的范畴内。

■ 夜啼的原因与疗法

我们这里所指的夜啼，是指婴儿每逢到了夜晚就会啼哭，但白天却一切如常。经过体检也没有异常情况发现，按照传统说法，称之为"夜哭郎"。民间旧时迷信，有宝宝丢了魂魄之说，甚至有民间"不出三朝小儿能通神道、鬼域三界，不舍前生孽债缘分，因而夜啼前生"的荒诞和迷信说法。

传统中医学辨证施治认为，小儿夜啼主要原因是：脾胃虚寒，寒痛而啼；按照脏腑五行运行经络原理分析，属于心经积热，热烦而啼；或属于昼有所惊，因惊而啼等。对症食疗法如下：

（1）脾胃虚寒。特点是每到夜间啼哭，伴有面色苍白，四肢欠温，腹部发凉。睡觉时喜欢俯卧，食量少，人讷呆，大便稀薄。治疗宜温中散寒。

①葱根2根，切断，生姜2片，红糖15克，开水煎3分钟，热饮，多次服用。

②鸡骨头、猪骨头各250克，生姜50克，加入醋适量，加水炖煮1小时，取汁食用。

③粳米或糯米按普通方法煮粥，快熟时加入适量的饴糖，并可以加入葱丝、姜丝适量，多次服用。

④韭菜汁、姜汁各等份，开水冲服。

（2）心热受惊。这类症状在夜啼婴儿中最多见，特点是夜啼而伴有面赤唇红，烦躁不安，睡中易惊，舌黄便干等。治疗宜消心安神。

淮小麦15克，大枣6克，炙甘草3克，蝉衣3克，水煎代茶饮。

功效：清心热，健脾胃。

夜啼婴儿的饮食调理

针对婴儿的特点，这里选取了龙眼粥、百合粥、三七炖鸡汤和竹叶粥共4种食谱，各有对症，可由家长按照宝宝夜啼症状的不同，选取食用。

龙眼粥

原料：龙眼肉10克，红枣3枚，粳米50克。

做法：把粳米淘洗干净；红枣洗净；用沙锅置于火上，放入粳米、红枣、龙眼肉，加水适量，煮成稀粥。

提示：龙眼肉含有丰富的蛋白质和维生素，并能抑制使人衰老的一种酶的活性。因此，中医认为龙眼肉"主五脏邪气，安志。久服强魂魄，聪明(耳聪目明的意思)"，是中药补品的上品，与大枣、粳米同用，可起到安神定惊，和中醒脾的作用。适用于慢性疾病引起的夜啼不睡，心脾两虚，受惊导致的夜睡不宁等症。但注意，心肝两脉蕴热、大便燥结的婴儿不能食用。

百合粥

原料：百合50克，带芯莲子30克，糯米100克，红糖适量。

做法：把百合、莲子洗净；糯米淘洗干净；锅置火上，加水适量，放入百合、莲子、糯米同煮成粥；粥熟后加入红糖，稍稍煮沸即可。

提示：百合味甘、微苦，性微寒，能润肺止咳，安神清心。与糯米同煮作粥，则有清心润肺、安神和中的功效。适用于心阴不足，心烦夜啼的症状。但脾胃虚寒、大便滑泻的婴儿忌食用。

三七炖鸡

原料：三七6克，鸡肉100克，精盐适量。

做法：把鸡肉洗干净，切块，三七洗一下切成片；用砂锅（或瓷盅）放置火上，加适量水，放入鸡肉、三七，炖或隔水文火炖2～4小时，待到鸡肉及三七均熟烂、汤液起胶呈粘状时，放入精盐，调味即成。

提示：鸡肉能温中补脾，益气养血，含有丰富的蛋白质等营养成分。三七味甘，微苦，微温，主要用于散瘀止血、消炎定痛。近年研究表明，三七有抗衰老、强体魄的功效。鸡与三七炖烂后，能产生许多粘胶质，内含多种营养素和胶性纤维，较易为人体消化吸收。这道菜具有益气养血、定惊息风的功效。用于心肝蕴热日久，夜啼连续多日不愈，整天烦躁，易发脾气的患病婴儿。晚餐后食用，每周1～2次，连续食用3～5次，吃奶的宝宝只喝汤汁。但脾虚、大便稀溏的婴儿忌服用。

竹叶粥

原料：淡竹叶20克，粟米50克。

做法：把淡竹叶洗净，切碎，水煎去渣取汁；锅放置火上，放入淡竹叶汁，并放入淘洗干净的粟米，煮成粥即可。

提示：竹叶粥清心火，利小便，除烦热。每天食用1～2次，或者口干即饮粥汁，到病愈为止。适用于婴儿口腔溃疡，舌烂，热病口渴，心烦，夜啼等症状。

预防宝宝呃逆食谱

呃逆俗称打嗝，古书上称为"哕"。过去，有人认为打嗝是因为吃得过多造成的，这种看法不对。其实，打嗝往往也是一种病。正常呼吸时，人胸腔内的膈肌通过收缩和舒张帮助呼吸器官吸进或呼出空气，当膈肌受到刺激时，会引起突然痉挛性收缩而产生吸气动作。空气进入肺时，被一个小瓣膜组织——会厌立刻挡住，空气为了快速进肺，便冲击会厌这个关闭的通道口，发出"呱呱"的声音，这就是打嗝。

婴儿打嗝一般是消化不良造成的。如持续过久，就有可能是胸、胃、食道或者肾脏有病了，应到医院检查。打嗝可在饭后或生气时偶然发作，一般不属病理状态。

一般来说，打嗝可不药而自愈。偶尔打嗝制止起来也比较容易，如做深呼吸或屏住气，或向纸袋内吹气，大多可以停止打嗝。如婴儿反复或持久打嗝，除了应到医院诊治外，不妨也可采取恰当的食疗，往往也可收到效果。

🥣 百合麦冬汤

用料：百合30克，麦冬15克，猪瘦肉50克，水适量。

制法：将三物洗净，同置锅内，加水适量煲汤。

服法：调味后作佐餐食用，喝汤吃肉。

功效：百合润肺降气，麦冬滋阴养胃，两药均可润燥敛火。猪瘦肉养血厚胃。本膳汤可起到滋阴降火的作用，并富于营养、口味清香、滋而不腻。

主治：胃阴不足，胃气上逆所致的呃逆。见患儿体瘦烦躁、易发脾气、打嗝每于喝水之后可缓解者。

注意事项：脾胃湿盛、大便溏烂的小儿不宜食用。

🥣 豆腐苦瓜汤

用料：豆腐2块，苦瓜50克，

水适量。

制法：将豆腐、苦瓜置瓦煲内，加水适量，文火煲2小时以上，调味。

服法：饮汤，吃豆腐。

功效：豆腐甘寒，苦瓜苦寒，均能清大热，尤善清胃降火。

主治：本膳汤用于胃火上攻、呃逆不止，伴有便结者更佳。

注意事项：食积、胃寒的婴儿不宜选用。疳积患儿慎用。

🥣 胡椒猪肚汤

用料：白胡椒30～50粒，猪肚1个，水适量。

制法：先将猪肚翻转洗净，用开水烫洗。连同胡椒一齐下锅，煲2小时以上，汤好后调味即可。

服法：空腹饭前饮汤，猪肚可作佐餐用。

功效：胡椒性温热，有温中散寒作用。猪肚健胃养胃。因此本汤有温中健胃、散寒止呃的作用。

主治：因脾胃虚寒，见呃逆反复、呃声低弱、患儿面白体弱、畏寒肢凉、每于饮冷后则打嗝时作药。

注意事项：有胃热便结者不宜选用。有外感者勿食。脾滞食欲不振的婴儿则宜喝汤不吃猪肚。

🥣 布渣叶茶

用料：布渣叶10克，绿茶适量，开水1000毫升。

制法：将布渣叶和绿茶同置热水瓶内，冲入开水1000毫升。

服法：作茶饮用，每日数次。

功效：布渣叶为消滞开胃的常用药，对食积有较好的疗效。绿茶性凉，去肥腻消滞，瘦胃肠。本茶有较好的消滞除积、和胃降逆的功效。

主治：食滞所致打嗝频频、嗳腐，即见婴儿呃逆时有酸腐气味。

注意事项：一般不用红茶，因积滞者多易胃中积热，红茶偏温。脾虚胃寒、大便稀烂者慎用。

🥣 雪梨红糖水

用料：雪梨1个（约250克），红糖50克，水适量。

制法：将梨洗净，连皮切碎，去核。加水适量，文火煎沸30分钟。捞出梨块，入红糖，稍煮至糖全部溶化。

服法：每晚饮服，连用3~5天。

功效：雪梨性味甘寒滋润，红糖微温和胃。本糖水具有清甜可口、生津养胃、和中止呃的功效。

主治：胃阴不足、脾虚失和，而见呃逆时作、口燥食少、大便不调者。

注意事项：因食滞者不宜选用。有外感时忌用。

宝骨折如何饮食

幼儿喜动贪玩，不知避忌危险。加之宝宝筋骨未坚，一旦跌仆倒卧，易发生各种骨折。宝宝骨折之后，因生长发育较快，所以恰当的对合复位尤其重要，以免愈合后影响活动。经过治疗，在骨折愈合期，配合适当的食疗，对于促进骨折的愈合，加强肌肉筋脉的恢复，以及伤愈后的功能锻炼，都可收到很好的辅助治疗效果。

🥄 骨枣汤

用料：动物骨（长骨或脊骨，猪、牛、羊均可）250克，红枣15~20枚，生姜数片，水适量。

制法：将骨头洗净捣碎，与红枣、生姜同置瓦煲内，加水适量。武火烧开，然后以文火烧2小时以上。汤成之后调味即成。

服法：供午餐晚餐时饮用，连服5~7天。

功效：此膳取中医"以形补形"之法。动物骨中含有丰富的钙，髓质中还含有多种营养成分，有益髓生骨的作用，民间多以此煲汤佐膳；红枣补中益血。本汤有益髓养血、助骨生长的功效。

主治：骨折经对位固定治疗的早期阶段，有促进骨折愈合、早日形成骨痂的作用。

注意事项：骨头需在凉水时放入，切勿待水烧开时才放入骨头。选用动物骨，以新鲜为佳，冰冻者次之。各类动物骨可根据婴儿体质寒热而选择。一般猪骨性平，牛骨偏温，羊骨性热。

菟丝子粥

用料： 菟丝子30克，猪瘦肉30克，粳米60克，水、精盐、味精各适量。

制法： 将菟丝子洗净，放入瓦煲内加水适量先煎取药汁；猪瘦肉切丝用精盐、味精适量腌好。将粳米与药汁同煎成粥，待粥将成时放入猪瘦肉，稍沸即成。

服法： 作早餐食用，不拘次数和时日。

功效： 菟丝子稍温而润，有补肾益精作用，作粥则和胃益肾；猪瘦肉有健脾养血的功效。本粥富于营养，适用于骨折初期，患儿因伤痛而食欲不振服食，既可当餐，又有辅助治疗、促进骨折愈的合作用。

注意事项： 阴虚火旺、大便溏薄的婴儿不宜食用。

桃仁蛋

用料： 桃仁5粒，鸡蛋1个，面粉、水适量。

制法： 将桃仁炒熟退衣，研碎待用；将鸡蛋竖起，在顶端轻敲一个小洞，然后将桃仁末装入蛋内，用小竹签搅拌，用面粉封口。用黄泥裹蛋，炭火中煨熟（如火煨有困难，用烧开的盐水浸熟亦可）。

服法： 每天1个，连食3~5天。

功效： 桃仁为活血破淤的常用中药，与蛋同用，不但增加营养，还可减轻桃仁润肠轻泻的作用。用于骨折后患处淤肿未消，或复位后局部肿痛者，有较好的消肿散淤功效，又适宜婴儿食用。

注意事项： 局部无淤无肿者，不宜食用。忌与油腻之物同时食用。体弱贫血婴儿慎用。

千斤牛筋汤

用料： 千斤拔50克，牛筋250克，水、生姜适量，红枣数枚。

制法： 将牛筋剔除白膜，洗净切段，与千斤拔同置锅内，加红枣、生姜，放适量水同煲2~4小时，调味后即成。

服法： 作佐餐汤水饮用，以晚餐食用为好。汤渣因婴儿不易消化，可以不食。不拘时日。

功效： 千斤拔又名牛大力、

土黄芪、千里马等，性味甘辛温，有补气血、壮筋骨、舒筋活络、祛风利湿的功效；与牛筋同用，增强其补气血、壮筋骨的作用。

主治：骨折复位，骨痂形成后，并开始做功能锻炼的阶段。有促进功能恢复的作用。

注意事项：有内热婴儿暂不宜饮用，外感发热勿用。牛筋浓煎后汤液胶状物多，有碍脾胃，所以脾虚有湿、胃纳不香的患儿不宜饮用。

 寄生猪蹄汤

用料：桑寄生50克，猪蹄1个，花生30克，盐、水适量。

制法：将主料洗净后同置锅内，加水适量煲1～2小时，汤好调味即成。

服法：饮汤，隔2～3天1次，可服3～5次。

功效：桑寄生味甘苦，性平，有补肝肾、强筋骨、养血通经功效；与猪蹄、花生同用，富有营养成分，香甜可口，有补肝肾、益精血、通经脉的作用。

主治：骨折后期功能锻炼时，或素体虚弱的婴儿发生骨折，或有石膏或夹板固定拆除后食用，能促进功能恢复，促进局部血液循环。

注意事项：寄生有多种寄生，以桑树寄生为好。脾胃呆滞者不宜饮用。

宝患麻疹时的饮食

麻疹的饮食原则

发热或出疹期间，饮食宜清淡、少油腻。可进流质饮食，如稀粥、藕粉、面条及新鲜果汁、菜汁等。

退热或恢复期，逐步给予容易消化、吸收，且营养价值高的食物。如牛奶、豆浆、猪肝泥、清蒸鱼、瘦肉、汆丸子、烩豆腐、西红柿炒鸡蛋、嫩菜叶及新鲜的蔬菜水果等。

有合并症时，可用高热流

质及半流质饮食。多食牛奶、鸡蛋、豆浆等易消化的蛋白质和含维生素C丰富的果汁和水果等。

疹发不畅,可食芫荽(香菜)汁、鲜鱼汤、虾汤、鲜笋汤等。

出疹期间及恢复期宜吃荸荠、甘蔗汁、金针菜,莲子、大枣、萝卜等煮食。

■ 麻疹食疗方

芫荽葱豉汤:芫荽15克,葱头3个,豆豉10粒,三物共煮汤,汤成后放香油、盐调味。每日1剂,连服3日。

黄豆金针菜:黄豆50克,金针菜25克,黄豆浸一昼夜,金针菜洗净,共煮至熟。取汁代茶饮,每

日1剂,3次服完,连服3天。

五汁饮:甘蔗汁60毫升,荸荠汁30毫升,萝卜汁、梨汁各30毫升,西瓜汁60毫升,隔水共蒸熟,凉后代茶饮。每日1~2剂。

二皮饮:梨皮20克,西瓜皮30克,洗净切碎共煎,去渣入冰糖代茶饮,每日1剂,连服5~7天。

淮山药百合粥:淮山药、薏苡仁各20克,百合30克,粳米100克,洗净共煮,粥熟分3次服完,连服7~10天。

莲子冰糖羹:莲子、百合各30克,冰糖15克,莲子去芯,与百合冰糖文火慢炖,待莲子百合烂熟即可。每日1剂,连服7~10天。随意服。

鱼肝油怎么吃

■鱼肝油是什么?它的功效是什么?

鱼肝油中主要含有维生素A和维生素D。维生素A的主要功能是维持机体正常生长,生殖、视觉、上皮组织健全及抗感染免疫

功能。维生素A缺乏时可引起小儿骨骼发育迟缓,影响牙齿牙釉质细胞发育,牙齿不健全,上皮组织结构受损。免疫功能低下容易引起呼吸道、消化道和泌尿道的各种感染。

维生素D的主要功能是促进小肠黏膜对钙、磷的吸收；促进肾小管对钙、磷的重吸收。维生素D缺乏时可引起：钙、磷经肠道吸收减少，骨样组织钙化障碍；佝偻病，表现为易惊、多汗、烦躁和骨骼改变。

维生素A和维生素D都是脂溶性维生素。维生素A存在于动物的肝脏尤其是鱼肝中，其次是乳类和蛋类中。另一种是以胡萝卜素的形式存在于植物中，如胡萝卜、番茄、豆类和绿叶蔬菜等，在肝脏作用下胡萝卜素转变为维生素A。维生素D主要存在于动物的肝脏，尤其是海鱼的肝脏中。另外，皮肤中7-脱氢胆固醇在紫外线作用下也能转变成维生素D。人体从日光照射和食物中摄取维生素D。可见，鱼肝油并非小儿维生素A和维生素D的唯一来源。

■宝宝什么情况下需要补充鱼肝油

如果婴儿母乳不足或断乳后未及时添加蛋黄、动物肝脏等富含维生素A和维生素D以及富含胡萝卜素的蔬菜、水果等食品；或

者患有慢性腹泻、肝胆疾病等影响维生素A和维生素D的吸收；或者患有慢性消耗性疾病使维生素A和维生素D的消耗增多；或者缺少日照；以及生长过快使需要量增多等等因素都可以引起维生素A或维生素D的缺乏。

母乳中维生素A的含量高于牛乳，如果乳母营养充足、膳食平衡，乳汁中的维生素A大多能满足婴儿的需要。而维生素D在母乳和牛乳中都较少，所以无论是人乳喂养或牛乳喂养的婴儿，自出生后2～3周起，每日须给服维生素D 400单位的预防剂量，连续服用2～3年，尤其是对早产儿、双胎和有上述引起维生素A和维生素D缺乏因素的宝宝，更需要额外补充维生素A和维生素D。

3岁以后，宝宝生长速度减慢、饮食品种和户外活动增多，一般无须再额外补充鱼肝油。

■补充鱼肝油是否多多益善？

维生素A和维生素D的每日推荐摄入量，分别为2500～5000单位和400～800单位。如果短时间内摄

入大剂量，或者长时间每日摄入过量维生素A和维生素D都可引起中毒。表现为食欲下降、体重不增、烦躁、多汗、头疼、呕吐、嗜睡、关节痛、肌肉痛等等。市售浓维生素AD滴剂(浓鱼肝油滴剂)每克含维生素A和维生素D分别为50000单位和5000单位，1克约30滴，所以每日3～5滴已足够。

我们经常可以见到一些家长，说已经给孩子添加了各种维生素，怎么孩子胃口还是不好？体重不增？仔细追问宝宝的喂养情况，原来是以配方奶粉喂养，又加服鱼肝油，或者还加服多种维生素糖浆，其结果是虽然未到中毒剂量，已属过量，停服鱼肝油后食欲明显改善。

所以父母在喂哺各种婴儿配方奶粉及强化食品时，一定要仔细阅读配方中维生素A和维生素D的含量，应注意婴儿每日摄入的总量，包括来自各种维生素强化食品的，避免用量过大，引起中毒。

■ 孩子该怎么服用鱼肝油

鱼肝油含有维生素A和维生素D，可以防治佝偻病、干眼症和夜盲症，颇受家长欢迎。但是由于应用不当，超量服用鱼肝油会引起维生素A中毒。

1.鱼肝油中毒有以下常见表现

颅内高压症。表现为头痛、呕吐、前囟隆起、骨缝裂开，酷似脑炎、脑膜炎。这是由于维生素A作用于颅内脉络丛，使其分泌大量水分，一时来不及吸收，使颅内压力增高，压迫脑组织，所以发生头痛、呕吐。

皮肤症状。皮肤瘙痒，手掌、足底脱皮，口角皲裂，还可有软组织压迫，但没有红热的现象。

肝脾肿大，有出血倾向。一碰皮肤即有淤斑，多见于慢性维生素A中毒病例。

臂痛、腿痛、骨骼疼痛，颈部、腰部骨样组织增生，表现为假性骨瘤。

毛发稀少、烦躁、易怒，发烧等。

2.确定鱼肝油中毒怎么办?

一旦确定为鱼肝油中毒，应马上停服鱼肝油，以免维生素A继续吸收。急性中毒，停药两天，输液及对症处理，症状就会消失；慢性中毒者停药1～2周后，头痛、呕吐、前囟隆起等症状也会迅速消失，但此时血液内维生素A仍处于较高水平，必须停药6个月左右，否则会复发。在此期间即使食用鲨鱼或比目鱼鱼肝油也可引起中毒，均应避免摄食。

3.怎样正确服用鱼肝油呢？

一般市售浓缩鱼肝油每毫升含维生素A为50000单位，含维生素D为5000单位，每毫升有30滴，那么每滴鱼肝油含维生素A的量为1670单位，维生素D为167单位，维生素A的生理需要量为2500～4000单位／日，而维生素D的需要量是400～800单位／日，相当于3～5滴鱼肝油。如果加大剂量服用鱼肝油，维生素D尚在允许值内，而维生素A已经过量。比如有人每天吃20滴鱼肝油，等于每天摄入维生素33000单位，日积月累就会引起中毒。

■ 给宝宝添加鱼肝油应注意什么

鱼肝油是一种常用的婴儿辅食，也是一种维生素类药物，主要含有维生素A和维生素D，常用来预防和治疗小儿佝偻病和夜盲症。

由于母乳中维生素D含量较低，所以婴儿一般从三个月起就应添加鱼肝油，以促进钙、磷的代谢吸收。但值得注意的是，维生素A、维生素D均为脂溶性维生素，与其他水溶性维生素如维生素B_1、维生素B_2等不同，过量摄入维生素A、维生素D不能被及时排除，而会在体内贮存起来，进而产生毒副作用。鱼肝油由于剂型、产地及使用原材料的不同导致维生素A、维生素D含量有差别，在给婴儿添加鱼肝油时一定要小心，以免发生意外。

1.征求医生的意见，在医生的指导下和监护下进行，正确选择剂型、用量及使用期限，以防过量。

2.根据小儿月龄、户外活动情况以及摄入的食品种类而进行调整。一般来说，早产儿应提早添加鱼肝油，随月龄增长可适当增加用量。太阳光中的紫外线照射皮肤可产生维生素D，户外活动多者可以少用鱼肝油。另外，一些婴儿食品，已强化维生素A、维生素D，有规律食用这类辅食可以减少鱼肝油用量。

3.鱼肝油同时含有丰富的维生素A、维生素D，两者的功能及副作用又各不相同，在治疗佝偻病或夜盲症时，因用量较大，时间较长，应分别使用单纯的维生素D或维生素A制剂，以免导致另一种维生素中毒。在国内，维生素A的急慢性中毒以大城市6个月或3岁的婴幼儿发病率最高，多因家长长期给小儿服用鱼肝油所致。

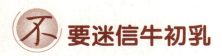 要迷信牛初乳

■ 不宜将牛初乳作为婴儿主食

初为人母的符女士现在每到超市选购牛奶时，时常会被促销小姐团团围住，七嘴八舌向她推介牛初乳。"宝宝食用可以增强免疫功能，提高抗病能力，不易患感冒、肺炎、腹泻，增强记忆、增进食欲……"听着推销小姐滔滔不绝的讲解，符女士直接反应是：这牛初乳不成了"神丹妙药"了？符女士意想不到的是，这种牛初乳价格比普通奶粉贵了一倍多。其实还有更令符女士意想不到的事是，如此昂贵且标榜具有诸多特殊功能的牛初乳，目前尚没有国家标准。

1.功效难定

尽管厂家、商家将牛初乳特殊功能吹嘘得神乎其神，医学界和营养界还是毫不留情地泼冷水。医学界认为，牛的免疫功能与人的免疫功能是否相同，值得探讨；营养界认为，广告宣传牛初乳的营养价值远高出牛奶很多倍，目前并没有一个科学依据。

专家说，任何哺乳动物的初乳营养价值都是很好的，牛也一样。牛初乳本身的IgG含量对牛的免疫作用是肯定的，但对人的作用就不好说了，目前也没有这方面的临床实验验证这个问题。

专家介绍，牛初乳中的免疫球蛋白是一种很不稳定的物质，

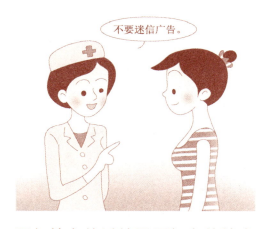

不要迷信广告。

要保持它的活性需要很高的技术水平。一般来讲，牛初乳在离开牛体的两个小时内必须降到4摄氏度保存，否则其IgG的活性免疫价值很快就被破坏掉。现在市场上的牛初乳一般都是经过加工做成固态产品，其免疫作用如何那就很难说了。生产厂家是否符合标准，没有一个权威机构去检测。专家认为，给孩子吃牛初乳可以增加免疫力那只是家长们一厢情愿的想法，到底吃牛初乳有多大的功效谁也不清楚。

2.不能代替母乳

专家明确表示：不宜将牛初乳作为婴幼儿主食，婴幼儿最佳的食物是母乳，在没有母乳或缺乏母乳喂养情况下，牛初乳奶粉也不能直接被用作婴幼儿主食，而应与婴儿配方奶粉适量搭配食用。

婴幼儿特别是0～6个月的婴儿只吃奶，如果将牛初乳作为婴儿主食，牛初乳中酸度很高，含有的蛋白质和维生素A的量很大，婴幼儿肠胃发育还不健全，会受不了。

婴儿在3岁之前不应该单纯喂牛初乳，也不主张用鲜牛奶或纯牛奶喂养，因为牛初乳、牛奶与人乳比较存在诸多缺点，不适合于喂养婴儿。必须注意的是，如果长时间单一喂养这样的牛初乳奶粉，很可能导致婴儿营养摄入不足，影响婴儿的健康，因此，牛初乳不能代替人初乳。婴儿在早期时应进行母乳喂养，晚期时父母可根据婴儿的年龄选择合适的配方奶粉。

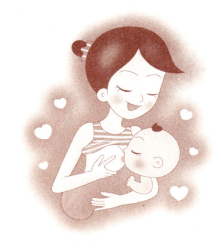

■ 一岁以下孩子不宜吃牛初乳

牛初乳所含的蛋白质和免疫球蛋白特别丰富，而且富含自然合成的天然抗体，确实能增强人体免疫力。不过，0～1岁的婴幼儿身体器官尚未发育完全，母亲初乳中的免疫球蛋白完全能抵御致病菌及病毒入侵，让宝宝远离疾病，所以母乳喂养的孩子一般不建议服用牛初乳。

当母乳不足或无母乳时，可以给孩子服用婴幼儿专用牛初乳，但在服用前家长最好先咨询医生，选择合适的品牌，并仔细阅读说明书，严格遵守剂量规定，不可擅自加量。最初服用，可以从过渡量开始，并仔细观察宝宝，5～7天无不良反应后，再增加到常规用量。

■ 牛初乳产品的科学食用窍门

对于任何营养品而言，都存在着科学的"吃法"，合理的吃法可以让身体对它的吸收事半功倍，反之则是事倍功半。牛初乳产品也一样。

食用窍门一：作为辅食与奶粉配合吃。市场上最常见的牛初乳产品是纯初乳粉和初乳奶粉，成人小孩都可食用，且容易被胃肠道消化吸收。作为辅食与普通奶粉配合，是牛初乳最合理的"角色定位"，能起到营养、免疫物质叠加的效果，又能使牛初乳中活性成分的功效更容易发挥出来。因此，专家提醒家长，牛初乳不能直接被用作婴儿主食，应与母乳或者婴儿配方奶粉搭配食用。

食用窍门二：依说明食用。不同牛初乳产品成分含量不同，不同年龄的人适合服用牛初乳产品的量也不一样。对于免疫力在成长完善期的婴幼儿而言，牛初乳产品中免疫球蛋白的含量不是越高越好，至于食用多少量，合格产品的包装上已作详细说明。用前应该先仔细阅读。

第二十八章
培养宝宝健康的饮食习惯

别错过宝宝学"吃"的年龄

由单纯的母乳喂养为主向固体食物喂养过渡的生长发育时期，医学上称之为换乳期。此期间乳类仍然是幼儿能量的主要来源。泥状食品是必需添加的食物，它是基本过渡的载体。幼儿出生后4～6个月为关键时期，此期对宝宝来说，学"吃"对促进宝宝咀嚼、吞咽功能的发育以及一生饮食行为的培养均有重要的意义。宝宝4～6个月时，提供的有形食物应占总热量的50%，而且提供相应的各种营养素，以便保证宝宝的正常生长发育。

儿童潜能的充分发挥，有赖于生长发育的各个不同阶段各种营养素的充分供给，每个阶段各有不同，过了这个阶段，被压抑的潜能就无法充分发挥。

宝宝4～6个月时，必须给予咀嚼功能发育需要的生理刺激。咀嚼功能必须通过学习和锻炼来掌握。4～6个月是宝宝学"吃"的最佳时期，添加泥状食物是从液体食物到固体食物的必经阶段。目前常用的泥状食品，水果类有：苹果泥、鲜桃泥、红枣苹果泥、菠萝苹果泥、芒果香蕉泥等；蔬菜类有：奶油胡萝卜泥、混合蔬菜泥、银耳百合泥、红薯山药泥等；肉类有：鸡肉泥、骨泥、鸡肉蔬菜泥、牛肉蔬菜泥、鲜虾蔬菜泥、猪肉海带泥、猪肝蔬菜泥、鱼肉蔬菜泥等。

宝宝关键时期不学"吃"，会造成咀嚼能力下降，使喂养困难，甚至拒食、厌食、偏食。幼儿不能摄入充分的营养素，会造成营养不良。适时给宝宝添加泥状食品，不仅使宝宝味觉感受的范围扩大，还会促进宝宝口部发育，为建立一生健康的膳食模式打下良好的基础。

泥状食品添加原则：由稀到稠，由细到粗，由少到多，循序渐进。开始可给1～2小勺。如果宝宝大便正常，可逐渐增加用量；由一种到多种，每种用3～4天，再加另一种。给宝宝喂食时出现不要进食表情时就要停止，不要强迫进食，应该诱导进食。

宝宝到4～6个月时，在成人的帮助下可站立，能控制头、颈部肌肉，使其在需要食物时头转向调羹，吃饱时把头转开。当宝宝12月龄时，能进食一系列健康食品。

要把最常用的四种食物——谷类、肉蛋类、水果、蔬菜类，逐渐引入宝宝的膳食中。首先引入强化的谷类，然后加上蔬菜及水果，最后添加肉类。肉蛋类可按以下顺序给予：鱼、蛋黄、鸡肉、猪肉、蛋青，肉及蛋青易产生过敏反应，添加时应注意。以上食物能给宝宝提供各种营养素及能量，满足宝宝生长发育的需要。

给宝宝添加食物时，应多添加含胡萝卜素多的食品，每天给一种，且要适量，以防引起高胡萝卜素症，使宝宝皮肤变黄。宝宝吃的蔬菜，放入冰箱保存不能多于一天，以防亚硝酸盐水平增高。另外宝宝在1岁内避免吃味精及蜂蜜，且要限制糖的用量，注意口腔卫生，这样对牙齿保健有利。

注意对宝宝"吃"的培养，培养宝宝对各类食物的喜爱和自己进食的能力，使其健康生长发育，这是每个父母最大的心愿。

巧克力和牛奶不能一起喝

巧克力加牛奶一直都被认为是很好的健齿食品，它富含有宝宝牙齿生长所必需的蛋白质、钙以及维生素。比起纯牛奶来，宝宝一般更喜欢喝它。

但实际上，这样是非常不科

学的。研究表明，牛奶中的钙与巧克力中的草酸结合以后，会形成不溶于水的草酸钙，长期食用的话，容易使宝宝的头发干燥而没有光泽，经常腹泻，还会出现缺钙和发育缓慢等现象。因此，要赶紧改变以往给孩子喝巧克力加牛奶的做法。

孩子少吃激素水果

近年来的水果个头越来越大，而价格却越来越便宜。这些"胖"得可人的水果，却没有香脆甜美的味道，可能就是中看不中吃的激素水果。

那么激素水果对人体会产生什么样的影响呢？据专家介绍：近年来儿童性早熟现象突出，患儿就诊比例越来越大。如男孩子早早长出胡须，女孩子的乳房变大、月经提早等特征就是性早熟的迹象，这些性早熟患儿与摄入激素类物质有密切的关系。

果木专家告诉人们一个识别激素水果的办法：凡是激素水果，其形状特大且异常，外观色泽光鲜，果肉味道平淡。反季节蔬菜和水果几乎都是激素催成的，如早期上市的长得特大的草莓，外表有方棱的大猕猴桃，大都使用了膨大剂；切开后瓜瓤通红却瓜子儿不熟、味道不甜的西瓜等，多是施用了催熟剂；还有喷了雌激素的无籽大葡萄等。吃过经"催熟"和保鲜的水果后对人体很不利，尤其是用来"催熟"的药物中很多都含有雌激素，吃后会使女性性早熟，男性性特征不明显，因此，在吃这种水果前一定要清洗干净，最好用温水浸泡一段时间。

专家提醒说，这样的水果尽量让孩子少吃，虽然目前医学界没有就激素水果是否与孩子性早熟作出明确的定论，但可以肯定对人体无益。

饮用酸奶六大注意事项

■ 鉴别品种

目前市场上，有很多种由牛奶或奶粉、糖、乳酸或柠檬酸、苹果酸、香料和防腐剂等加工配制而成"乳酸奶"；其不具备酸牛奶的保健作用，购买时要仔细识别。

■ 饭后2小时左右饮用

适宜乳酸菌生长的pH值为5.4以上，空腹胃液pH值在2以下，如饮酸奶，乳酸菌易被杀死，保健作用减弱；饭后胃液被稀释，pH值只上升到3~5。

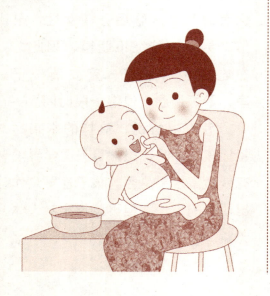

■ 饮后及时漱口

随着乳酸系列饮料的发展，儿童龋齿率也在增加，这是乳酸菌中的某些细菌起的作用。

■ 不要加热

酸奶中的活性乳性乳酸菌如经加热或开水稀释，便大量死亡，不仅特有的风味消失，营养价值也损失殆尽。

■ 不宜与某些药物同服

氯霉素、红霉素等抗生素，磺胺类药物和治疗腹泻的收敛剂次碳酸等药物，可杀死或破坏酸奶中的乳酸菌。

■ 不要给婴儿喂食

酸奶含钙量较少，婴儿正在生长发育，需大量钙，且酸奶中由乳酸菌生成抗生素，虽能抑制和消灭很多病原体微生物，但同时也破坏了人体有益菌的生长条件，同时也影响正常消化功能，尤其对肠胃炎的婴儿和早产儿更不利。

防细菌痢疾

预防细菌痢疾从以下方面入手：

与带菌者隔离，离开传染源；

养成饭前便后洗手的好习惯，最好用流动水洗手；

不吃不洁食物及腐烂瓜果蔬菜；

生吃瓜果要洗烫；

注意改造厕所，消灭苍蝇；

对托幼机构的炊事员、保教人员做体格检查；

患病宝宝的餐具要消毒，一般沸煮15分钟左右；

患病宝宝的尿布、内裤经浸泡或煮沸后才能清洗；

急性痢疾的治疗要在医生指导下服药7～10天，以免痢疾迁延或复发。

宝宝的饭，父母别先试咸淡

在多数家庭中，孩子的食物往往是根据父母的口味烹制的，对于那些还不能有效表达自己意思的婴幼儿而言，很容易出现摄入盐量过多的问题。

盐摄入过多对宝宝的健康可能会产生诸多潜在的危害，比如：患高血压的风险性就会很高。另外，父母们可能都知道，大量的食盐对肾脏是一种负担。

营养专家提醒：在给宝宝添

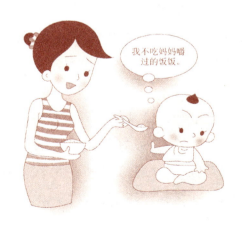

我不吃妈妈嚼过的饭饭。

加辅食时，很多父母喜欢先尝一尝，感觉一下咸淡。其实，父母以自己的口味来判断是否咸淡，反而会造成孩子吃得过咸。正确的做法是：6个月内的宝宝，饮食以清淡为主，辅食没必要添加食盐。6个月后，每天给宝宝喂一两次加盐的辅食就可以了。

 ## 养孩子重在饮食调养

在出生一年内，由母乳喂养的婴儿得病的机会虽说较少，但如护养不当也会罹患各类疾病，所以家长如能注意掌握婴儿的各项生活事项，对抚养好宝宝有很大的帮助。

1. 吃母乳的婴儿，出生后2～3个月就可吃蔬菜汁、果汁。4～5个月可吃少量煮蛋黄、米汤，也可少量吃些鱼肝油、维生素C等。

2. 6～7个月可吃些软粥、软面片。8～9个月可吃青菜、肉汤、豆腐、鸡蛋羹。10～12个月可吃软饭、馒头饼干等。

3. 每次最好加吃一种食物，吃习惯了再加第二种，每次喂量由少渐多，但不要过量。

4. 喂辅助食物。最好在喂奶以前，这时婴儿胃里是空的，容易接受食物，也易于消化。

5. 注意小儿消化情况，如消化不良，辅助食物应减量或暂停。

6. 喂奶期间母亲要注意营养，以便让乳汁充足。婴儿母亲可以多吃些新鲜蔬菜、豆蛋、肉类等食物，不可偏食。

7. 乳母要经常保持乳头卫生，勤擦洗，勤换衣，喂奶前要洗奶头。

8. 喂奶次数，一般隔3～4小时喂1次，夜间最好不喂。每次喂奶20分钟，体弱的婴儿喂奶时间可稍长一些，但不要超过30分钟。

9. 每次喂奶后，将宝宝放在肩头，轻轻拍打婴儿脊背，使吞进去的空气从胃里排出来，以免吐奶。

10. 白天每喂两次奶的中间喂1次水，但不要过多。每天给婴儿喂水时，可加少量食盐。

11. 婴儿3个月后，应有意识地让婴儿养成吃东西的习惯，为断奶打下基础。婴儿满周岁时应断奶，最迟不超过一岁半。如果断奶过迟，乳汁稀薄，不能满足婴儿发育的需要，容易发生营养不良或贫血。断奶最好在秋季或春季。采取逐渐减少喂奶次数，以辅助食品代替母乳的办法断奶。

幼儿不适合多喝浓果汁

果汁虽好，过量则有害无益，比如李子、杏。李子吃得过多还会中毒。同时，专家还建议，不要多喝高浓度的水果汁和味道太酸的梅、李、杏等果汁。

现在城市中有一种称为"果汁尿"的病发生率正呈现越来越高的趋势，其原因就在于城市居民饮用果汁太多，其中大量的果糖不能被人体吸收利用（75%的7岁儿童都在吸收果糖方面存在困难），而直接从肾脏排出，导致尿液发生变化。这种情况日久天长会引起肾脏病变。另外，各种果汁饮料都含有较多的糖或糖精以及大量的电解质。这些物质不会像白开水那样很快离开胃，长期作用会对胃产生不良刺激，影响消化和食欲。同时过多的糖分摄入还会增加人体的热量，引起肥胖。

研究人员发现，如果父母们一股脑儿地把高浓度果汁饮料塞给孩子，就可能使他们患上腹泻、嗜睡症等多种疾病，原因是高浓度的果汁进入人体后难以被儿童吸收，会导致消化不良和酸中毒现象。临床观察也证明，果糖吸收不良还可能使孩子们患腹泻等肠胃疾病。有时孩子们厌食，恰恰是由于过量食入果汁及饮料中的高糖及其他天然营养成分引起的。

由此可见，父母们应该有节制地给孩子饮用高浓度果汁。

样预防婴幼儿食物过敏

刚出生的婴幼儿肠胃的吸收及消化功能差，如果饮食不慎，最容易引起婴幼儿食物过敏。那么，预防婴幼儿食物过敏应注意哪些事项：

1.婴幼儿出生后，最好用母乳喂养。母乳中含有多种对过敏有制约作用的免疫球蛋白及多种抗体，对预防过敏有好处。而且母乳喂养的婴儿饮食较单纯，基本不吃其他食物，这对防止婴幼儿食物过敏也有好处。哺乳的母亲，除注意营养外，最好也不要吃高致敏食物。用牛奶喂养的婴儿，如出现过敏，应立即停用，改用人乳、羊奶、豆浆、代乳粉等食物。

2.对未满周岁的婴儿，不宜喂鱼、虾、螃蟹、海味、蘑菇、葱、蒜等易引起过敏的食物。婴儿在增加新食物时，一定要一样一样分开增加。在每添加一种新食物时，要注意观察有无过敏性反应，如出疹、瘙痒、呕吐、腹泻等，一旦出现过敏反应，应停止这种食物一段时间，然后再试用。切忌多种新食物一起添加，而分不清过敏源。

3.婴儿在喂食后，应立即将口角周围的食物残液擦干净，以防止出现食物残汁皮肤过敏。

巧克力防蛀牙，吃还是不吃？

巧克力作为宝宝爱吃的零食，由于会造成蛀牙，往往给父母带来很大困扰。如今，有消息称研究人员发现，可可豆里含有抗菌成分，可以抵消巧克力的高糖分，降低蛀牙发生的几率。这一发现似乎给巧克力"平反"了。

蛀牙主要是因为口腔中的细菌会将口中的糖类变成酸性，进而侵蚀牙齿表面造成蛀牙。此研究则发现可可豆的外壳，具有对抗口腔细菌及牙菌斑的功能。因此，有研究指出，喜欢含糖甜食和饮料的人，可在吃饭期间摄入。

但是，必须注意的是，三岁以前的宝宝不太适合食用巧克力。因为，巧克力中的脂肪太多，影响肠胃吸收。同时巧克力含有使神经系统兴奋的物质，会使孩子不易入睡和哭闹不安。三岁以上的宝宝可以适量地食用巧克力。另外，饭前食用巧克力由于会使宝宝产生饱腹感而不太合适，最好还是饭后吃。

值得指出的是，虽然有科学研究表明，巧克力可防止蛀牙，但是妈妈们也不可以因此而麻痹。还是要注意到，毕竟巧克力是含糖食品，不能对它的疗效抱太高幻想。如果是为了健齿防蛀的目的，大可以让宝宝注意更多的口腔保健。

最适合的做法是给三岁以上的宝宝，在饭后适当地食用巧克力，相信这样可以让让宝宝更好地生长！

婴幼儿喝水有讲究

乍看似乎有点夸张，喝水是生活中最常见的事情，还有有人不会喝水么！殊不知，婴儿是特殊的群体，需要爸爸妈妈的悉心照料，即使是喝水这事也不例外。

水是一种宏量营养素，在维持生命方面仅次于氧气，比食物更重要。人不吃食物可以存活数周甚至数月，但若没有水数日即会死亡。水除在机体组织器官间起着运输营养和排泄废物作用外，还有参与代谢全过程、调节体温、维持血容量、维持腺体正常分泌等生理功能。因水占婴幼儿体重的70%～80%，成人则为60%，所以水对婴幼儿比对成人更显得重要。平时需特别注意及时给婴幼儿补充水分（主要是喝水）。

■ 什么样的宝宝想喝水?

婴幼儿口渴了多不会说,因此全靠母亲或其他照管人注意观察,若宝宝不断用舌头舔嘴唇时,或见宝宝口唇发干时,或应换尿布时没有尿等都提示宝宝需要喝水了。

■ 什么样的水最健康?

最好是不带甜味的白开水。因为宝宝喝带甜味的水(饮料),时间一长宝宝就不愿吃母乳了,这对宝宝生长发育不利。尤其不要给宝宝喝各种人工配制的饮料,因为这些饮料有人工添加剂,多对宝宝胃肠道有刺激,轻则引起不适,妨碍消化,重则引起痉挛。

■ 什么时候该喝水了

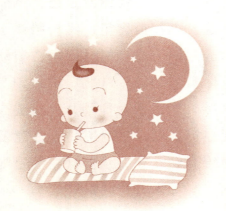

除出现上述需喝水的表现外。一般在两次喂奶(喂食)之间、在室外时间长了、洗澡后、睡醒后、晚上睡觉前等都需要给宝宝喝水,但必须注意在喂奶前不要给他喝水,以免影响喂奶。

■ 一天喝多少水合适?

由于影响人体对水需要量的因素较多,如年龄、室温、湿度、活动度、体温、奶水或食物中水含量等。一般来讲在新生儿期,由于喂母奶的次数多,若奶水充足的话,一天喂1~2次也就足够了。随着年龄的增长喂水次数和每次喂水量都要增加。但在实际中喝多少水,可随宝宝自己的意思,也就是说若喂他不愿意喝的话,也就算了。这说明宝宝体内的水分已足够了。

正常情况下,3岁内的小儿每次饮水不应超过100毫升,3岁以上可增至150毫升。只要小便正常,可根据实际情况让孩子少量多次饮水。出汗时应增加饮水次数,而不是增加每次饮水量。4个月以内母乳喂养的婴儿,如果没有明显出汗,不必另行饮水,因为喂水会减少吃奶的量，不利于婴儿营养素的摄入。

■ 给宝宝喝什么温度的水合适？

由于婴幼儿的消化道黏膜相当脆嫩，经受不了过冷或过热水的刺激。若夏天从冰箱里拿出来的水就去喂宝宝，则易发生不适甚至痉挛；过热的水则易发生烫伤。所以夏天以室温即可，冬天也只需控制在40℃左右为宜。

经研究，喝烧开后再冷却至室温的水最有利于健康。烧开后再冷却的水，其中的气体比未煮之前少一半左右，因而水分子之间的凝聚力增加。这样的水与人体细胞内水的特性十分接近，与人体细胞有良好的亲和性，所以凉开水最容易被人体吸收并透过细胞膜，有利于新陈代谢，并能增进机体的免疫功能。经科学家观察，常饮凉开水的人体内脱氢酶活性高，不易疲劳。

需要注意的是，凉开水暴露在空气中后，气体又会重新进入水

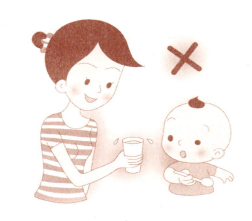

中。因此，烧开后冷却4～6小时内的凉开水，是最理想的饮用水。长期贮存以及反复倾倒的凉开水会被细菌污染，所以每次煮的水不要太多。不要将凉开水反复烧开，否则水中的重金属浓缩，不利于健康。夏天可饮与室温温度相同的凉开水，冬天则应饮稍温的开水，因太冷的水会损伤孩子娇嫩的消化道黏膜，影响消化能力，引起腹痛、食欲不振等，甚至发展为胃炎。一般奶粉的冲调水温在40-60度，喝奶的适宜温度在40度左右。如奶粉温度过低，会刺激宝宝的肠胃道，引起消化不良。您可以调好奶粉后滴一滴在手腕上，一般感觉手腕上的皮肤适应就可以喂给宝宝喝。

宝宝腹胀，妈妈护理有误

婴儿常因胀气导致腹痛而哭闹不止。专家分析说，如果宝宝频繁腹胀，过度哭闹，那么，父母首先就应该检查一下自己的饮食。

如果是母乳喂养，妈妈要检查自己的进食，试着排除豆类及辛辣食物，然后观察孩子的症状是否逐步改善。如果宝宝是用配方奶粉喂养的，可以调换其他牌子的奶粉试试。调换奶粉后，要两星期左右才能看到效果。如果宝宝已添加辅食，则注意看是否在辅食中添加了粟米泥、栗子泥或豌豆泥、黄豆泥等，这些谷物粗粮含有可导致大肠胀气的纤维。另外，苹果、梨等含有高浓度糖分的纯果汁，也是导致婴儿腹内气体凝聚不畅的诱因。

有时，导致婴儿胀气的原因是不正确的进食方式。母乳喂养的情况下，如果在宝宝吃奶的时候，嘴与母亲乳房的位置摆得不适当，宝宝就有可能吸进过多的空气，以至于嗝气或腹胀。正确的姿势是让孩子的脸正对乳房，而不是呈现某种角度，以保证他的嘴将乳头和乳晕全都含住。使用奶瓶喂养的宝宝更容易吸入过量的空气。如果孩子用奶瓶喝奶时，妈妈听到"咕咕"冒泡的声音，或是看到奶从孩子的嘴角流出来，那么就表示孩子含裹奶嘴不严密，应设法使奶嘴总是充满奶水。另外，奶瓶的奶嘴孔大小要适当，以免空气通过奶嘴的缝隙而进入宝宝体内。宝宝饿的时间太长，吸吮时会过于急促而吞入大量的空气，所以也不要让宝宝饿得太久后才喂奶。

缓解胀气的方法：试着让宝宝在吃奶的间隙，比如吃了一半的时候停下来，让宝宝竖直坐在妈妈腿上，轻轻拍打他的背部来促进打嗝，使肠胃的气体由食道排出。宝宝哭的时候很容易胀气，遇到这种情况，妈妈应该多给予安慰，或是拥抱他，通过调整他的情绪来避免胀气程度加重。另外，多给宝宝的腹部进行按摩，并且动作要轻柔，这样有助于肠胃蠕动和气体的排出，进而改善消化吸收的情况。

如果宝宝食欲良好，没有呕吐现象，体重正常增加，那么这一类的腹胀大多属于功能性腹胀，无须特别治疗。如果宝宝生病了，例如呼吸道感染、肠炎或便秘，也容易导致胃肠蠕动和消化吸收功能变差，进而产生胀气，甚至影响食欲。若有这些症状就应去医院治疗。

吃的孩子为什么不长肉

孩子过分肥胖让人烦恼，但吃得多不长肉的瘦小孩同样让父母担心。经常听到家长反映自己的孩子平时吃饭并不少，有时甚至比同龄儿童吃得还多，但就是"吃饭不长肉"，达不到应有的体重，这是为什么呢？体重是衡量身体健康状况的一个重要标志，健康状况好的孩子，其体重会随着年龄的增长而同步增加。孩子能吃饭，但体重不能随年龄的增加而增加，一般有以下几种原因：

■ 活动量过大

在人的一生中，生长速度最快的时期是出生后的第一年，原因是1岁以内的宝宝还不会走路，因此活动量小，而且一天有2/3的时间处于睡眠状态，再加上摄取足够的营养和热量，使身体始终处于"入大于出"的状态。当孩子长大后，倘若活动量过大，身体消耗过多，尽管吃得很多，但容易处于"入不敷出"，就会导致"吃饭不长肉"。

■ 睡眠过少

常言道，孩子是在睡眠中长大的，这种说法确实具有一定的道理。现代科学研究发现，人在睡眠时会分泌一种"生长激素"，可以促进人体生长发育。同时，睡眠时人的新陈代谢处于最低水平，消耗最小，因此也最有利于人体的生长发育。

■ 肠道寄生虫

一条蛔虫每天可产卵20多万个，当蛔虫卵变成蛔虫胚，溜进人们的肠腔，破壳变成小蛔虫后，他们就会像吸血鬼一样，大量吸取小儿体内的各种营养。这时，孩子便会出现"吃饭不长肉"的现象。因此，家长只要带孩子去医院作粪便化验便可知道。如果发现粪便中有蛔虫卵，那么，"吃饭不长肉"的原因便是蛔虫所引起，应立即请医生为孩子驱虫。

■ 患有慢性疾病

如结核病、慢性腹泻、某些内分泌疾病等，都属于慢性消耗性疾病，孩子一旦患有这些疾病，也会出现"吃饭不长肉"的现象。过分消瘦的孩子，父母不妨带他们去医院咨询一下，让医生帮助分析一下原因，然后有的放矢地进行调养。

第二十九章
孩子的挑食与偏食

食坏习惯，孩子易缺维生素

有些孩子平时零食吃得多，正常的三餐往往成为点缀。也有些父母轻视早餐，只让孩子随便吃点东西就上学或进托儿所去了，这样就满足不了孩子正常的活动和身体发育所需要的能量和营养。偏食、挑食，现已成为众多孩子的"流行"，父母对此也司空见惯。长此以往，会造成维生素的缺乏，孩子的免疫力受到破坏，容易感染各种疾病。

孩子需要的营养素有六大类：维生素、蛋白质、脂肪、糖类、矿物质、水。我们日常吃的食物，会提供给孩子不同的营养素。如果孩子不喜欢吃荤菜，他的维生素、蛋白质、脂肪摄入会不足；如果孩子不喜欢吃蔬菜、水果，他的维生素摄入会不足。虽然不同的偏食、挑食者缺乏的营养素不尽相同，但他们都会缺维生素。维生素是整个营养系统的枢纽，其他营养素只有通过它的参与，才能转化为人体所需的物质。由于维生素种类繁多，达13种之多，且不同的维生素储藏于不同的动植物中。按食物成分表计算，孩子一天大约需要吃谷类、奶类、动物性食物、蔬菜、水果等食物6斤左右，才能满足他一天的维生素需要。

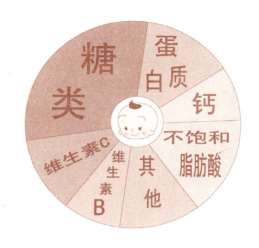

营养专家建议，除了尽可能减少食物中维生素的损失、给孩子合理搭配饮食外，还应该给孩子补充适量的维生素营养品，以保证孩子摄入充足的维生素，能够让孩子的体格与智力充分地发育。

纠正偏食挑食，耐心是关键

"均衡饮食"的原则告诉我们，人体需要的各种营养素来源于各类食物中，要想让孩子保证正常的生长发育，就得让孩子吃各种各样的食物。但大多小孩并不能很轻易就做到这一点，因为他们对各种食物有着不同的喜好。他们接受符合自己口味的食物，拒绝自己认为难以下咽的，而且妈妈在给予他饮食的时候往往会顺应他的口味，长此以往，孩子便会养成挑食、偏食的不良饮食习惯。

纠正挑食、偏食的关键是耐

心，因为任何不良习惯的纠正都需要持久的努力，而用强迫、惩罚、哄骗、说好话等等消极的办法不仅不能解决问题，反而还会造成负面影响。

1. 父母要以自己良好的饮食习惯和行为为孩子作出示范，以此影响他们；

2. 合理安排孩子吃零食的时间、数量，在吃饭前或吃饭时不要喝含糖饮料，培养孩子定时吃饭的习惯；

3. 纠正挑食或偏食，千万不能采用强迫的手段；

4. 在合理的时间内，仍可以允许孩子选择自己喜欢吃的食物；

5. 在孩子不肯好好吃饭的时候，千万不能进行威胁或者哄骗；

6. 如果孩子在规定的时间内不能吃完某种食物，父母应不发表任何意见，并把没吃完的食物拿走。重要的是在下一顿饭前不再提供任何食物。

样改变小宝宝挑食的毛病？

一般来说什么都爱吃的孩子健康状况都较好，而挑肥拣瘦的孩子健康与体质就要差一些。"挑食"对孩子的生长发育是不利的，也是令家长头疼的问题。有的孩子不吃青菜，有的孩子不吃肉，有的孩子不吃胡萝卜……总之，不少孩子都不同程度地存在着挑食的毛病。

孩子正处于迅速生长发育时期，需要丰富的营养，而挑食必然使孩子缺乏某些营养。所以挑食严重的孩子多发育不良，有的面黄肌瘦，有的体弱多病。因此应该注意培养孩子不挑食的好习惯。如果孩子有了挑食的毛病，应尽快地予以纠正。

孩子为什么会挑食呢？挑食并不是先天带来的，而是后天形成的。有的是因为家长挑食而形成的，如家长不爱吃腥味儿的食物，必然很少给孩子吃，久而久之孩子则对腥味儿的食物有了反感。有的是因为对孩子过分溺爱造成的，如有的家长为了给孩子增加营养，供给幼儿的食物多是高蛋白的，很少给孩子吃青菜，因此孩子就养成了不爱吃青菜的毛病。总之挑食的毛病是环境原因造成的，因此必须通过环境与教育的途径来解决。

1. 改变烹调方法。用孩子喜爱的烹调方式，制作孩子不爱吃的食物，如将胡萝卜炸成胡萝卜丸子、做胡萝卜馅的包子等，让孩子逐渐改变对这些食物的印象。

2. 让挑食的孩子和不挑食的孩子一同进餐，成人有意地问那些不挑食的孩子"好吃不好吃"，你说"好吃"，我也说"好吃"，让赞许的气氛缓解挑食幼儿精神上的反感，让别人旺盛的食欲引起幼儿想吃的愿望，然后鼓励幼儿先少吃一点，再逐渐增加食量，孩子吃习惯了就不挑食了。

3. 给孩子讲道理。用形象具体的说法，用幼儿乐于接受的方式（如科学常识故事），给孩子讲一些浅显的道理，使孩子知道

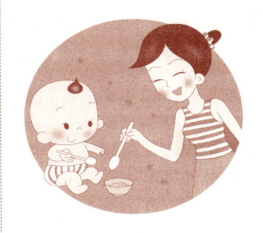

为什么要吃各种食物，挑食为什么不好，然后再从孩子最感兴趣的角度入手做工作，如"你不是想当解放军吗？身体不好当不了解放军，要什么都爱吃，身体才能棒棒的"。

应该注意的是，挑食的毛病不是一天形成的，所以也不能急于解决，更不能使用强制粗暴的方法，不然不仅不能解决问题，反而会损伤幼儿的自尊心。应该耐心、细致地根据挑食幼儿的具体情况，对症下药，坚持做工作，不断提出要求，才能收到良好的效果。

让婴儿用手抓饭日后不挑食

1岁左右的婴儿在吃饭时，很喜欢用手去抓饭。每逢遇到这种情况，大多父母都习惯于遏止他们，认为这样做既不雅观也不卫生。而一些育儿专家则指出，父母最好不要限制婴儿的这种做法。只要将他们的手洗干净，就可让他们用手抓食物进食。

对于1岁左右的婴儿，进食的关键是愉快地吃饭，熟悉食物，甚至可以"玩"食物。这样，不仅可带来诸多益处，还利于婴儿形成良好的进食习惯。因为学习吃饭也是在培养一种兴趣，婴儿通过用手抓、拿食物可初步让他们认识食物，并掌握食物的形状和特性。

研究表明，实际上本没有孩子不喜欢吃的食物，只是在于他们对食物的接触次数是否频繁。只有反复接触，才能使婴儿对食物越来越熟悉，越来越有好感，以致将来不出现挑食的习惯。

另外，用手抓吃食物带来的愉悦感，也会使婴儿更喜欢自己动手进食，增强进食的自信心，并促进食欲。

孩子不爱吃胡萝卜怎么办

要想让孩子喜欢吃胡萝卜，建议试试以下这些方法：对孩子进行直观教育，例如带他去看小兔子，或给他看图画书，让他注意观察，看看兔子是怎样吃胡萝卜的。如果条件允许的话，在吃饭时可给他戴上兔子头饰，对他说："你是小兔子吗？赶快吃胡萝卜吧。"还可以让他玩给小兔子喂胡萝卜的游戏，让他对长毛绒兔子说："我是兔妈妈，给你送好吃的来了。"当孩子肯吃胡萝卜时要及时予以鼓

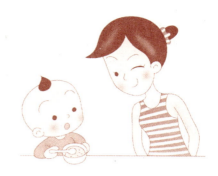

励，强化他吃胡萝卜的愿望。另外，还可以对孩子简单地说说胡萝卜有哪些营养，孩子为什么要吃胡萝卜等。

当然，在烹调技术上也要加以改进。胡萝卜切成片或块后，最好加油同时炒，这样胡萝卜里面的营养容易被人体吸收。其次在食谱上也可下些工夫。

1. 把胡萝卜切成丁，加上肉丁、笋丁(或茭白丁)、虾仁、小豌豆、香葱等可以做成什锦菜饭。

2. 胡萝卜加青鱼茸、玉米、麦片、粳米、松仁等可煮成鱼茸粥；胡萝卜加皮蛋丁、小豌豆、香菜、麦片、玉米、粳米等可煮成皮蛋粥；胡萝卜加鸡胸脯丝、木耳、粳米、麦片等可煮成鸡丝粥。

3. 胡萝卜加豆腐、荠菜、肉丝、蘑菇等可烧成豆腐羹；胡萝卜加鸡丝、海带丝、火腿丝等可做成鸡丝汤。

应对宝宝拒绝果蔬的方法

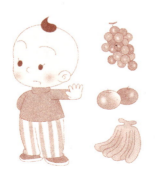

谈起宝宝的喂养，每一位妈妈都会遭遇各式各样的挑战；其中"果蔬摄取不足"的问题，一直是大部分家长的一大难题。特别是在现代忙碌的生活中，父母花在宝宝餐点制作上时间的减少、外出吃饭的几率增加，使得果蔬的摄入量普遍不足；若再加上幼儿饮食的限制，宝宝能吃进肚子里的水果与蔬菜实在是少之又少。

■ 果蔬对宝宝的重要性

果蔬可以提供丰富的维生素、矿物质及纤维素，是维护孩子正常生长发育所不可或缺的食物；虽然它们无法直接提供身体所需的能量，却是参与身体利用能量，以及新陈代谢过程中的重要辅助因子。

蔬果不足的后遗症

不喜欢吃蔬果或吃不够量的小朋友，容易发生营养摄取不均衡的问题，而影响到生长发育、学习发展与身体健康；特别是在这些小朋友的饮食结构中，也常常伴随其他相关的饮食问题，如：吃许多的零食及摄入太多的热量，使得问题更加错综复杂。

对于蔬果吃得不够的宝宝，可能产生下面的营养问题或生理变化：纤维素摄取不足，使消化吸收后剩余的实体变少，造成肠道蠕动的刺激减少。当肠道蠕动变慢时，就容易产生便秘；粪便在肠道中停留的时间过久，还会产生有害的毒性物质，破坏宝宝肠道内有益菌的生长环境。

1．肠道环境改变

纤维素可以促进肠道中有益菌的生长，抑制有害菌的增生。不爱吃水果的小朋友，肠道的正常环境可能发生变化，影响肠道细胞的健康生长。

2．热量摄取过多

饮食中缺乏纤维素的饱足感，会造成热量摄取过多，导致肥胖。成年后易患多种慢性疾病。

3．维生素C摄取不足

维生素C与胶原和结缔组织形成有关，它可使细胞紧密结合；缺乏时，可能影响牙齿、牙龈的健康，导致皮下易出血及身体感染的现象。

4．维生素A摄取不足

缺乏时，可能出现夜盲症、毛囊性皮肤炎、身体感染等现象，甚至影响心智发展。黄、橘色蔬果富含可以在体内转化为维生素A的β胡萝卜素。

5．免疫力下降

蔬果富含抗氧化物的成分（如：维生素C、β胡萝卜素），摄取不足时，影响细胞组织的健全发展，使免疫力下降，宝宝易感染、生病。

6．过多的零食

高油、高糖的零食会影响正餐食欲，产生体重不足及营养缺乏症；甜食、油炸与过咸的零食会造成龋齿、肥胖或口味过重等不良影响。

7．偏食的不良习惯

抗拒许多营养价值高的蔬果，可能影响孩子的生理功能运行。恶性循环下，将会产生临床常见的食欲不振、胃口不佳的发育不良病症。

■ 宝宝拒绝果蔬的六种表现和应对小秘诀

当您家的宝宝不喜欢吃蔬果时，可能会用一些表达方式或具体行为来拒绝吃菜与水果。此时，父母应该找出原因，想一想适合孩子的教育方法，让宝宝慢慢接受，而不是马上放弃。

1．一口饭菜在口中含了好久

观察看看，是不是因为有青菜在里边。如果是的，下一口食物可选择宝宝喜欢的食物。有时可将宝宝喜欢吃的食物与蔬菜混合在饭中，一起喂食。

2．咬不下去

蔬菜因纤维素的存在，幼儿咀嚼较费力，可能容易放弃吃这类的食物。制作餐点时，记得选择新鲜幼嫩的原料，或将食物煮得较软，便于孩子进食。

3．吞不下去

一些金针菇、豆苗及纤维太长的蔬菜，直接吞食容易造成宝宝吞咽困难或产生呕吐。建议供应给幼儿食用前先切细或剁碎。

4．呕吐

部分蔬果含有特殊气味，如苦瓜、芥菜、荔枝，宝宝可能不太接受，可减少喂食量或等宝宝较大时再试。

5．颜色好可怕

部分青菜、水果有特殊的颜色，如红苋菜、菜椒、樱桃等，可能引起宝宝的恐惧。妈妈可用孩子能接受的方式来引导宝宝进食，如可以告诉孩子："吃了红色的菜菜和水果，就会像白雪公主一样有着红彤彤、漂亮的脸蛋哦。"

6. 太酸了

大部分小朋友可能无法接受太酸的水果，可将水果放得较熟以后再吃。也可试试混合甜的水果：加些酸奶打成果汁（不滤汁），或是做成果冻吸引小朋友尝试。事实上，我们的周遭环境中有着四五十种以上的蔬果，即使您的宝宝拒绝了部分的食物，不要气馁！还有许多值得一试的营养蔬果，它们同样可以提供丰富的维生素、矿物质及纤维素给宝宝。

蔬果多姿多彩的颜色与气味，正是饮食创作的基本材料。如果能发挥您的审美意识与创新思维，和小朋友一起安排饮食，进而取代一些现成的高油、高糖或高钠的点心，您将会发现：宝宝的饮食变得多样化了。"不吃菜菜与水果"的问题竟然也就迎刃而解了。

怎样对待偏食的宝宝

1岁以后，许多孩子都会出现挑食的现象，体现出对某种食物的偏好，有的爱吃肉食，有的爱吃甜食，有的不肯吃菜等等，挑食过度就是偏食。对已经出现偏食倾向的宝宝，父母应该怎样对待呢？

1. 以身作则：宝宝的饮食习惯受父母影响很大，因此父母一定不要在宝宝面前议论什么菜好吃、什么菜不好吃，自己爱吃什么、不爱吃什么，不要让父母的饮食嗜好影响到宝宝。为了宝宝的健康，父母应当调整自己的饮食习惯，不能因为自己不喜欢吃什么就不让宝宝吃，努力使宝宝得到全面丰富的营养。

2. 巧妙加工：对宝宝不爱吃的食物在烹调方法上下工夫，如注意颜色搭配、适当调味或改变形状等。不爱吃炒菜就用菜做馅，不爱吃煮鸡蛋就做成蛋炒饭，总之要多变些花样，让宝宝总有新鲜感，慢慢适应原来不爱吃的食物。

3. 不强迫也不放弃：每个宝

宝都可能有不同程度的偏食，父母越强行纠正，宝宝可能会越反感，因此，建议爸爸妈妈不宜强迫进食，否则可能适得其反。很可能过一段时间后，宝宝会接受某种原来不爱吃的食物。但也不能因为某种食物宝宝不爱吃就不再给他做，听之任之。

4. 鼓励进步：对宝宝克服偏食的每一点进步，爸爸、妈妈都应予以鼓励，这样宝宝自己也会很乐意保持自己的进步的。

招对付偏食孩子

1.尊重孩子的小肚子

很多小孩子都只在肚子饿的时候才有欲望吃东西，所以如果孩子不饿的话，不需要强迫他们进食。

2.保持冷静

如果孩子觉得你对他的饮食习惯不高兴，你甚至威胁和惩罚他的话，可能会出现反效果。

3.注意时间

在吃饭前的至少一小时内不要让孩子吃零食或者喝饮料。因为孩子如果在吃饭之前觉得饥饿的话，在吃饭的时候就会更有食欲。

4.不要期望过高

孩子在两岁后，对食物的味道等更加挑剔，也有了更高的要求了。这时候，一定不要过于迫切地要求宝宝达到期望的要求，以循序渐进为宜。

5.减少液体

低脂奶制品或者纯天然果汁是健康膳食的重要组成部分，但如果孩子喝了大量的牛奶或者果汁，相信胃里面没有足够的空间容纳饭和零食等。

6.不要强迫孩子清洗自己的餐具

强迫孩子清洗自己餐具的话，可能会引起他对食物的反感。

7.做好食物

注重食物的颜色、形状和气味等，这样能够引起孩子的注意力。

8.让孩子多尝味

小孩子可能经常会要碰或闻一下他们没有接触过的食物，而且可能需要多尝试几次才能接受新的食物的味道。

9.让孩子当你的好帮手

你可以带上孩子一起去买菜，让他们挑选蔬菜、水果和其他的健康食品。不要买一些你不希望孩子吃的食物。在家里，你还可以鼓励孩子帮忙一起清洗蔬菜或者摆桌等。

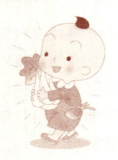

10.做一个好榜样

作为父母的你们如果能够吃各种各样的健康食物的话，孩子也比较愿意学习你们的饮食习惯。

11.耍些小花招

你可以偷偷将孩子不喜欢的食物切碎加进饭菜中或者弄碎煮成汤等。

12.遵守时间表

尽可能每天在固定的时刻给孩子吃饭或者吃零食。

13.减少孩子接触能让他们分心的东西

在吃饭的时候关掉电视，也不要让玩具和书出现在饭桌上。

14.孩子会有自己的喜好

随着孩子慢慢成熟，他们会没有那么挑食，但每个人肯定有自己的食物偏好，不要期望孩子能够喜欢吃所有的食物。

幼儿偏食与孤独症

研究表明，我国幼儿孤独症患者已高达65万人。其典型表现为：性情孤僻，缺乏情感，行为迟钝，甚至有语言发育障碍，胆怯恐惧，不与人交往。引起儿童孤独症的原因除封闭式住宅使儿童缺少与外界交流外，还有一个重要因素，就是酸性食物与该病密切相关。

由于现代生活水平的提高，家庭中的高脂肪、高蛋白和高糖类营养品日渐增多，而蔬菜、杂粮、水果和白开水等日趋减少。现代医学研究表明，高脂肪、高蛋白和高糖类食物中所含的磷、硫、氯等在人体内表现为酸性，故被称为"酸性食物"。蔬菜、水果等，因其富含钾、钙、钠和镁等，在人体内表现为碱性，而被称为"碱性食物"。平时幼儿的血液呈弱碱性，若长期大量摄入肉类、高糖等酸性食物，血液会随之酸化，呈现酸性体质，使机体内环境平衡发生紊乱，从而影响幼儿的性格和心理发育。这种影响对身体正处于快速发育的幼儿尤为明显。轻者表现为手足发凉，易感冒，受惊哭闹，皮肤易过敏和出湿疹，重者则因机体缺乏钾、钙、镁、锌等元素，影响大脑的发育及功能，导致记忆力、思维能力减退，甚至思维紊乱，产生轻微精神异常表现。可见"酸性食物"对幼儿孤独症的发生、发展起着重要作用。

预防幼儿孤独症，从饮食方面来讲应注意以下几点：

1. 从新生儿开始提倡母乳喂养。母乳是婴儿的最佳营养品，含有丰富的微量元素，更适宜于婴儿大脑生长发育。

2. 对2～4岁小孩，父母应纠正其偏食习惯，保持膳食营养平衡。

3. 让孩子多吃杂粮、新鲜蔬菜和水果，尤其是富含纤维素的食物（芹菜、菠菜、韭菜、笋等），这些蔬菜还含有多种维生素、微量元素和矿物质。

另外，家长还应引导孩子与外界多交往和接触，让幼儿与同龄孩子一起玩耍、游戏、交谈和学习，使他们身心愉快，茁壮成长，以有效地预防幼儿孤独症。

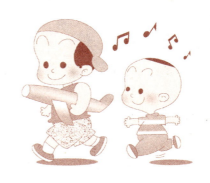

怎样纠正小儿挑食、偏食

小儿挑食、偏食的不良习惯，会影响他获得全面的营养，影响身体的正常生长发育，父母应该帮助他纠正，这是正确的。但也不能操之过急，如采取哄骗打骂等强制手段，就更会引起孩子的逆反心理，其效果反而不好。因此，要讲究一定的方式方法。

1.从不在孩子面前谈论某种食物不好吃，或者有什么特殊味道之类的话。对孩子不太喜欢吃的食物，多讲讲它们有什么营养价值，吃了以后对身体有什么好处，而且父母应在孩子面前做出表率，大口大口香甜地边吃边称赞那些食物吃起来味道有多好。当孩子表示也想吃一点时，要及时表扬孩子。

2.让孩子与全家人一起吃饭，或是与不挑食、不偏食的小朋友一起吃饭，创造一个愉快的进餐环境，并且鼓励他要向大人或小朋友学习。

3.严格控制孩子吃零食。两餐之间的间隔最好保持在3.5～4小时，使胃肠道有一定的排空时间，这样就容易产生饥饿感。古语说："饥不择食"，饥饿时对过去不太喜欢吃的食物也会觉得味道不错，时间长了，便会慢慢适应。

4.改善烹调技术，不让宝宝把不太喜欢吃的食物挑拣出来。如有的宝宝不吃鸡蛋黄，可以把生鸡蛋与面粉调和，烹制鸡蛋软饼或是鸡蛋面条；不吃胡萝卜的，可以做成胡萝卜猪肉馅包子或饺子。等吃完饭，再告诉孩子他所吃的食物。

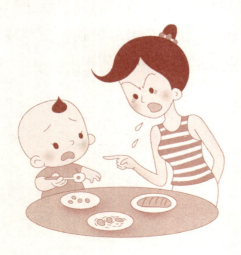

5.给孩子安排丰富的户外活动，如骑小自行车、玩球、跑步比赛等，到了吃饭时间，让他洗洗手，安静一会，等有了食欲再吃饭。此时桌子上摆了各种食物，其中也有孩子不太喜欢吃的，但父母不要提醒他。孩子经过活动，肚子已很饿了，吃起来会觉得很香。只要他吃了以后没有恶心、呕吐或过敏等表现，说明这种食物对他是合适的。如果吃后确有身体不适的表现，则要向医生请教，那就不属于挑食、偏食了。

第三十章
如何喂养体弱多病的孩子

敏体质的孩子要忌口吗

有过敏体质的孩子要忌口。否则，吃了某些含有过敏原的食物后，会诱发哮喘、咳嗽（过敏性气管炎）等疾病。

过敏，是指对食物中的蛋白质过敏，食物中蛋白质的含量愈高，愈容易诱发过敏性疾病。荤腥类食物比蔬菜容易诱发该病。同样是肉类，鸡比鸭容易引起过敏（鸡肉中蛋白质的含量比鸭肉高），在水产品中，有壳的食物（如虾）比无壳的食物（如鱼）容易引起过敏。食物的种子（如西瓜子、南瓜子）比该食物（西瓜、南瓜）容易引起过敏，因为，植物生命的延续靠种子，它含有较丰富的蛋白质。

食物过敏有两种类型，一类是固定型，另一类是非固定型。固定型指每次吃某些食物后就易发病，或使原有的症状加重，如有的孩子吃虾、蟹后易发病。非固定型比较复杂，它主要有两种情况：①过敏性食物和过敏性食物相加，假如对鸡蛋、番茄、牛肉、马铃薯都有轻、中度过敏，单独吃其中的一种食物，并不发病，如果两种和两种以上食物一起吃，就会发病（如番茄炒鸡蛋、马铃薯烧牛肉）。②过敏性食物和过敏性吸入物相加：如扁豆、茄子，民间有立秋后吃这类食物容易发病之说。立秋季节前后至寒流来临前，是某些秋季植物（如秋蒿、豚草）大量开花、授粉时间，如果对上述两种食物和这些花粉都呈轻、中度过敏，秋后吃扁豆、茄子就易诱发过敏性疾病。

在上述两种类型中，固定型约占5%，非固定型约占95%，由于后者多变化，常使家长（甚至专科专师）感到困惑，到底哪些食物要忌口？一般可采用以下两种方法：

1.做食物过敏原测试，可到医院在医生指导下进行。

2.做食物日记，将每日三餐所吃的各种食物（包括点心、零食）、饮料等按顺序记录，进食的时间、烧菜时所加的调味品（如味精、糖等）都要记下来。如果某日突然发病或症状加重，排除感冒、吸入较多量粉尘等因素外，应考虑和发病前12小时内所吃的某种食物有关。经过几次发病后，可以从食物日记中推算出可能和孩子有关的发病食物，以后，这类食物就应少吃或不吃。

家长要观察可疑食物在孩子吃后12小时内有无症状，如果连续几次均未发生原有疾病的症状和体征（如喷嚏、咳嗽、荨麻疹等），就不必忌口了。

食物过敏主要发生在4岁以前。随孩子年龄增大，肠道通透性逐渐降低，食物过敏原不易透过肠壁进入血液循环，对原来过敏的食物可能不会再过敏。

引起孩子过敏的食物，往往是孩子喜欢吃、经常吃的食物，孩子不喜欢吃、很少吃的食物，一般很少引起过敏，因此，生活中应重视饮食均衡，不偏食，才有利于孩子的健康成长。

矮小幼儿的饮食营养调理

据营养学家介绍，身材矮小，多发于出生后第一年持续到第二年，如果这个阶段采取母乳喂养与添加辅食相结合的办法，则会对儿童摄取最佳营养物质起到重要的作用。

婴儿出生后4～6个月，就必须开始添加辅食。医学研究与实践已经证实，儿童生长发育所需的热能与营养素，如锌、铁等主要来自动物性食物及蔬菜。18~24个月的婴幼儿如果在食物中添加动物性食物的比例提高16％，孩子身材矮小的发生率则会下降2.6％，添加蔬菜水果类食物也可以得出相似结果。所以在婴幼儿生长高峰期，每一天、每一顿，都必须保证吃饱吃好。

身高是由骨骼决定的，蛋白质是组成细胞的基础，蛋白质胶原纤维是组成骨骼的钢筋，钙、磷等是骨骼的混凝土，鱼、蛋、奶、瘦肉、豆制品可提供优质的蛋白质。牛奶、虾皮、动物软骨、海带、芝麻、豆类、粗杂粮含钙丰富。含磷丰富的食物有：蛋黄、大豆、花生、南瓜籽、葵花籽、核桃、鱼。同时要供给孩子充足的维生素和微量元素。维生素C是产生人体胶原组织的必需元素，一旦停止供应，骨骼的生长也就会停止。猕猴桃、大枣、山楂、柿椒、菜花中含维生素C颇丰。胡萝卜、红薯、绿色蔬菜和黄色水果中含有大量胡萝卜素，具有抗病助长的作用。禽蛋和动物内脏含维生素D，促进人体对钙的吸收。铁是人体血液的魂魄，动物内脏、鱼虾瘦肉、动物血中含铁量丰富，与含维生素C的食物同时吃，可提高铁的吸收率。锌参与体内许多酶的合成，缺锌的儿童生长发育明显落后于正常孩子。缺锌还会使免疫力下降而生病，影响到生长发育。经常吃海产品、瘦肉、动物肝、花生能有效防止缺锌。碘是组成甲状腺素的必需元素。甲状腺素与智力和身高的关系密切。

总之，要以营养科学指导日常膳食，避免营养不良和肥胖，使孩子们能正常生长。

目前，全世界大约有身材矮小患者80万人，我国矮小身材患者有数百万人，身体正常偏矮小者则多达数千万人。一些矮小身材患者在营养改善后，生长发育明显加快，身高可以恢复正常，这种现象被称作"赶上生长"。

哪些食物有助于长个头儿呢?

(1)牛奶：被誉为"全能食品"，对骨骼生长极为重要。

(2)海鱼：沙丁鱼被称作"蛋白质的宝库"，国内市面上较少，可以改为多吃鱿鱼、鲫鱼、鲤鱼或鱼松。

(3)菠菜：有"维生素的宝库"之称。

(4)胡萝卜：儿童每天吃100克很有益处。

(5)柑橘：维生素A、维生素B、维生素C和钙的含量比苹果多得多，每天吃两个，大有益处。

营养学专家们推荐的有益于长高的最佳食品有一百多种。最常见的有：小米、荞麦、脱脂奶粉、鹌鹑蛋、毛豆、扁豆、蚕豆、南瓜子、核桃、芝麻、花生、油菜、青椒、韭菜、芹菜、西红柿、草莓、金橘、柿子、葡萄、淡红小虾、牡蛎、鳝鱼、肝、鸡肉、羊肉、海带、紫菜、酵母、蜂王浆、蜂蜜等。

婴幼儿和正处在青春发育期的孩子们，由于身体组织生长很快，需要各种营养。据研究，儿童对赖氨酸的需要量是成年人的10倍，生长时期适当服用赖氨酸，对个子长高有利。

每天要注意多吃含钙多的食品。学龄前儿童每天需钙量约为600毫克，小学生800毫克，中学生1200毫克，如果食物中的钙供不应求，婴幼儿会发生软骨病，学龄儿童就会长不高。所以，给幼儿和学龄儿童适量添加钙质和鱼肝油，对长个子有好处。同时让孩子们晒足够的太阳，阳光中的紫外线能促使皮肤中维生素D的前身——7-脱氢胆固醇转化成维生素D，可以促进钙的吸收。

吃好早餐也可以促进孩子们长个头。如果不吃早餐，原本应当由早餐提供的30%热量就得从自身获取。也就是说，肌体得动用体内贮藏的蛋白质来保证学习、活动的能量需求。长此下去，孩子就会由于缺乏蛋白质供给而影响骨骼生长，个子长不高且不说，还可能发生营养不良的状况。

第三十一章
宝宝的四季营养

 童春季饮食原则及营养食谱

■ 春季如何保证宝宝营养?

春天，是万物生长，万象更新的季节。对于生机蓬勃、发育迅速的宝宝来说，春天更应注意饮食调养，以保证其健康成长。

早春时节，气温仍较寒冷，人体为了御寒要消耗一定的能量来维持基础体温。所以早春期间的营养构成应以高热量为主，除豆类制品外，还应选用芝麻、花生、核桃等食物，以便及时补充能量物质。由于寒冷的刺激可使体内的蛋白质分解加速，导致机体抵抗力降低而致病，因此，早春时节还需要注意给宝宝补充优质蛋白质食品，如鸡蛋、鱼类、虾、牛肉、鸡肉、兔肉和豆制品等。上述食物中所含有的丰富的蛋氨酸具有增强人体耐寒的功能。

■ 科学春补五大对策

世界卫生组织的资料表明，儿童生长速度最快的季节是春季。为了满足宝宝在这一时期对多种营养素需求量大大增加的特点，妈妈应该对宝宝进行科学合理地春补。但是，气候有春暖、夏热、秋燥、冬寒之特点，宝宝的饮食在不同季节也应有所不

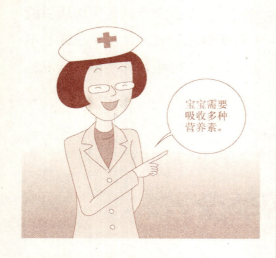

宝宝需要吸收多种营养素。

同。春天，气候由寒转暖，宝宝的饮食应由冬天的膏粱厚味转为清温平淡一些。春补时，妈妈应注意采取以下对策：

对策1：选用食物滋补佳品

在饮食上，可为宝宝选用一些"药食同源"的食物，如大枣、桂圆肉、蘑菇、香菇、木耳等。这些食物既含有丰富的多种营养素，又都味甘性平，只要适量进食，不失为宝宝强身壮体的天然食物滋补佳品，可提高身体的免疫力。对于身体健康的宝宝，食补是满足他们生长发育最安全、最有效的对策。只有体弱多病的宝宝，才需在医生的指导下对症进行合理的药补。

对策2：补充含钙丰富的食物

宝宝生长发育速度快，身体对钙营养的需求也相应增加，饮食上应给宝宝多选用豆制品、骨头汤、鱼虾、芝麻和海产品等食物。为了保证钙营养的吸收，除了让宝宝多去户外晒太阳外，还应注意提供含维生素D较丰富的饮食，如蛋、奶、动物肝、海产品等。

注意限制宝宝过多地吃糖或甜食，这样易使体内的钙和维生素D被消耗掉，导致身体缺钙。

对策3：适当增加优质蛋白质

宝宝生长发育速度增快，器官组织对优质蛋白质的需求也随之增长。因此，副食上应比平时适当地增加鸡蛋、鱼虾、鸡肉、牛肉、奶制品及豆制品等，主食上多选用大米、小米、小红豆等。

牛肉、羊肉等食物性温热，不宜让宝宝吃得太多，多选用易消化吸收的鱼虾类或蛋类，蛋、肉、鱼尽量不要用油炸，米不要淘洗得遍数过多，也不宜放在热水中浸泡。

对策4：注意维生素和矿物质摄取

宝宝对维生素需求增加，摄入量不能满足身体需要时，易发生"春季易感症"，如口角经常发炎、齿龈易出血、皮肤变得粗糙等。因此，除了注意多给宝宝吃芹菜、菠菜、油菜、番茄、青椒、卷心菜、花菜等蔬菜外，还应多吃胡萝卜、山芋、马铃薯，带宝宝到郊外踏青时也可采一些野菜带回家吃，如荠菜、香椿、苜蓿、苋菜等；主食上适当搭配粗粮和杂粮，如玉米、麦片和豌豆等。

为了吸引宝宝吃的兴趣，春令蔬菜可炒、可炖，还可包成馄饨、饺子和春卷等；烹调蔬菜时要用猛火，时间不宜长，减少水溶性维生素的损失；蔬菜一次不要烧得太多，以免回锅使水溶性维生素丧失殆尽。

对策5：提供必需量的脂肪

脑组织中含有两种不饱和脂肪酸，它们是大脑的主要组织成分，缺乏将会影响宝宝的智力发育。由于身体不能自行合成，所以应注意从食物中摄取，春天，

给宝宝做菜时尽量采用植物油，并多吃一些富含植物性脂肪的饮食，如核桃粥、黑芝麻粥、花生粥、鱼头汤、鲜贝汤、烧鹌鹑或野兔肉等。

不可用多吃油炸食物的方法增加植物油的摄取。

■ 避开春季饮食三大陷阱

陷阱1：给宝宝吃刺激性食物

春天，气温由冷变暖，阳气上升，如果过多食用热性食物，如羊肉，或食用高脂肪及刺激性强的辛辣、酸味食物，如油腻食品、辣椒、胡椒、姜、葱、蒜等，易伤脾胃或诱发消化性溃疡。因此，要避免给宝宝吃热性、辛辣等食物。

陷阱2：过敏体质的宝宝随意吃海鲜

如果宝宝是过敏体质，食用海带、虾、鱼等富含组氨酸的海鲜后，其中的异性蛋白进入体内可作为一种过敏原，刺激身体产生抗体，发生过敏反应。表现为皮肤上出现荨麻疹，即皮肤上团块状皮疹，伴有剧烈地瘙痒，严

重者还可出现呼吸困难或皮肤紫癜。因此，有过敏症状的宝宝要避免吃海鲜。

陷阱3：让宝宝吃霉变的甘蔗

很多宝宝都喜欢吃甘蔗。但是，甘蔗在春天里易发生霉变，吃了这样的甘蔗会引起食物中毒。春天里选择甘蔗时一定要多加注意，如果甘蔗的外皮没有光泽，甘蔗肉味道闻起来发酸，就不可再给宝宝吃。

■ 春季防病抗病菜单

春天，宝宝易患各种呼吸道感染和传染病，易缺乏维生素C、维生素B_2等营养素。如下几种蔬菜具有清热利咽、散淤消肿、利肠通便的作用，春天里多给宝宝吃一些，可增强身体防病抗病的能力。

1.油菜

油菜，特别是早春的油菜，性平、温和，其中富含胡萝卜素、维生素C、维生素B_2、钙、铁等营养素，具有清热解毒之功效，可防治春天里易发生的口角炎、口腔溃疡及牙龈出血等疾病。而且，油菜清香味美，做出

来的菜宝宝也喜欢吃。

2.荠菜

荠菜，特别是野生的荠菜，性平甘淡，具有独特的清香味，其中含有较多蛋白质、脂肪、胡萝卜素、多种矿物质等营养素，维生素C含量超过柑橘。春天多给宝宝做些荠菜粥喝，或用荠菜炒鸡蛋、烩豆腐干，或做荠菜春卷、馄饨、肉丝汤等，不仅可补充丰富的营养，还可防治麻疹、流脑等春季传染病及呼吸道感染。

3.菠菜

春天的菠菜嫩而鲜，性凉滑肠，含有蛋白质、脂肪、钙、铁、维生素C、维生素B_1、维生素B_2及胡萝卜素等多种营养素。宝宝常吃菠菜，不仅可防治贫血、唇炎、舌炎、口腔溃疡、便秘，还可保护皮肤和眼睛的健康。提醒一点，新鲜菠菜洗净后，最好先在开水中焯一下，捞出后再做菜，另外，宝宝腹泻时不宜吃菠菜。

4.芹菜

鲜嫩的芹菜，既可炒食，又可做馅、煮粥，还可凉拌，具

有清热止咳、利肠通便之功效。春天里常吃芹菜，可增强宝宝骨骼的发育，预防小儿软骨病、便秘；把芹菜捣烂，加茶油调敷在腮腺处，可治疗春季易发的流行性腮腺炎。

春季食疗营养粥

自古以来，药、食同源，食物可以药用，不少药物也可以食用，两者之间有着密切的关系。食疗防病，从唐代的《食疗本草》到明代的《本草纲目》，都有着丰富的记载。食物药用取材丰富，制作简单，服用方便，无副作用，易于被婴幼儿接受，婴幼儿的生长发育有着自身的规律，一年四季中也各有不同的特征。根据婴幼儿的年龄特点，我们配制了四季营养粥，既给婴幼儿补充了营养，又有利于他们防病健身，促使他们健康成长。现将春季营养粥介绍如下。

白菜粥

白菜能解除烦闷，通利肠胃，和中消痰，养胃利尿，下气。它对防治婴幼儿肺热咳嗽、便秘以及解毒有疗效。

100克白菜中含蛋白质4.8克，脂肪0.2克，碳水化合物0.1克及粗纤维、钙、磷、维生素等，还含有一定数量的钼，可以抑制人体对亚硝酸胺的吸收与合成。

用100克粳米加水煮粥，再加入100克洗净、切碎的白菜同煮，放入适量的精盐、味精、香油，即可食用。

韭菜粥

韭菜能温中行气，解毒，补肝肾。常用于防治小儿尿频、遗尿、食积腹胀、痢疾等症。

韭菜含有丰富的蛋白质、碳水化合物、钙、磷、维生素C等，含钾量高，还含有硫化物、纤维素、苦味素等。

用100克粳米加水煮粥，快熟时，再加入50克洗净、切碎的韭菜同煮，放入适量的精盐、味精、香油，即可食用。

芹菜粥

芹菜能清热利尿，祛风利喉，明目通鼻；芹菜还能健胃止痛，促进胃液分泌，增进食欲，常用于防治发热腹泻。芹菜叶比芹菜茎的营养成分更丰富，可以与茎同吃。

将150克的芹菜茎、叶洗净，焯一下，捞出后切碎。用100克粳米加水煮粥，快熟时，再加入切碎的芹菜茎、叶同煮，放入适量的精盐、味精、香油，即可食用。

猪肉糜粥

猪肉滋阴润燥，补肝益肾。100克精瘦肉中含蛋白质20.3克，脂肪6.2克，碳水化合物1.5克，钙6毫克，磷189毫克，铁3毫克。

将100克的精瘦猪肉洗净，做成肉糜，加入淀粉后放入油锅里炒熟。用150克粳米加水煮粥，再放入炒熟的肉糜同煮，放入适量的精盐，即可食用。

红枣粥

红枣能补脾胃，益气生津，养血安神，用于防治胃虚食少、脾弱便稀、气血不足等症，常服用可祛病健身，是食疗的佳品。红枣含生物碱、氨基酸、糖类、钙、磷及维生素C等。100克红枣中含维生素C 380～900毫克，比苹果和桃高100倍，有保护肝脏、抗过敏等作用。

将100克粳米、50克红枣同煮成粥，煮熟后，加入适量的白糖，即可食用。红枣味甘助湿，不可食用过多，2～4岁的婴幼儿每次食4～6枚为宜，过多食用会出现脘腹胀闷、食欲不振现象。

儿童夏季饮食原则及营养食谱

■ 饮食调节，保证夏日健康

炎热夏季，宝宝们的胃口会变得很差，常常是"无病三分虚"，消化功能降低，且易产生精神疲惫、食欲不振、口苦苔

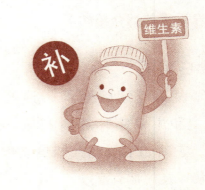

维生素

补

腻、胸腹胀闷、体重减轻等情况，严重时甚至会引发胃肠道疾病。有一个好办法能防止宝宝发生这种情况，那就是做好日常饮食调节的工作。

注意补充盐分和维生素。营养学家的建议：高温季节最好每人每天补充维生素B1、维生素B2各2毫克，维生素C 50毫克，钙1克，这样可减少体内糖类和组织蛋白的消耗，有益于健康。也可多吃一些富含上述营养成分的食物，如西瓜、黄瓜、番茄、豆类及其制品、动物肝肾、虾皮等，也可饮用一些鲜榨果汁。

夏天吃苦味食品有益于孩子健康

对于日常饮食中酸、甜、苦、咸等各种味道，大多数孩子喜欢甜食，而对于苦味食品较反感。殊不知，这其中的苦味对孩子是大有益处的，家长不妨多给孩子吃些"苦"。

苦可增进食欲。苦味以其清新、爽口的味道刺激舌头上的味蕾，激活味觉神经，在增进唾液分泌的同时刺激胃液和胆汁的分泌，从而能增进食欲，促进消化，对增强体质有益。

苦可通便排毒。中医认为，苦味属阴，有疏泄作用，对于由内热过盛引发的烦躁不安有泄热宁神的作用，体内毒素随大、小便排出体外，使孩子不生疮，少患其他疾病。

苦可清心健脑。苦味食品可泄去心中烦热，具有清心作用。泄热、通便、排毒也会使头脑清醒，使大脑更好地发挥功能。

含有苦味的食品以蔬菜和野菜居多，如莴苣、生菜、芹菜、茴香、香菜、苦瓜、萝卜叶等。在干鲜果品中，有杏仁、桃仁、黑枣、茶叶、薄荷叶等。在粮食和豆类食品中，有糯米、荞麦等。另外，还有食药兼用的五味子、莲子芯等，用沸水浸泡后饮用为宜。五味子适于四季，冬春季饮用更好。莲子芯最适于夏季饮用。

苦瓜：中医认为，夏天心火易亢，苦味能泄暑热、燥暑湿。热天适当吃些苦瓜，不仅能清心除烦、醒脑提神，还可增进食欲、健脾利胃。

另外，现代医学研究发现，苦瓜内有一种活性蛋白质，能有效地促使体内免疫细胞去杀灭癌细胞，具有一定的抗癌作用。苦瓜含有类似胰岛素的物质，有显著降低血糖的作用，被营养学家和医学家推荐作为糖尿病患者的理想食品。苦瓜既可凉拌又能炒肉、烧鱼，清嫩爽口，别具风味。

三鲜苦瓜汤

苦瓜一根，水发香菇、冬笋少许，鲜汤、盐适量。将苦瓜去瓜蒂、去瓤，切成厚片；冬笋切薄片，香菇去蒂、切薄片。锅中加清水适量，烧开，下苦瓜片汆一下，沥干水分。汤锅洗净置旺火上，放油烧至七成热，放苦瓜微炒，倒入鲜汤，烧开后下冬笋片、香菇片，煮至熟软，加盐调味即可。

绿豆：绿豆性味甘寒，入心、胃经，具有清热解毒、消暑利尿之功效。

中医专家指出：绿豆的清热之力在皮，解毒之功在内。因此，如果只是想消暑，煮汤时将

绿豆淘净，用大火煮沸，10分钟左右即可，注意不要久煮。这样熬出来的汤，颜色碧绿，比较清澈。喝的时候也没必要把豆子一起吃进去，就可以达到很好的消暑功效。如果是为了清热解毒，最好把豆子煮烂，这样的绿豆汤色泽浑浊，消暑效果较差，但清热解毒作用更强。

绿豆还能与其他食品一起烹调，如防中暑可以喝绿豆银花汤：绿豆100克、金银花30克，水煎服用。但要注意的是：绿豆不宜煮得过烂，以免使有机酸和维生素遭到破坏，降低清热解毒功效。又因绿豆性凉，脾胃虚弱的人不宜多食。

绿豆鲜果汤

水蜜桃，菠萝，枇杷，绿豆汤，蜂蜜1茶匙。

耐心点把水蜜桃、枇杷去皮、去核，菠萝去皮，然后与绿豆汤一起由食品加工机搅打成汁。汁成后在汁液里加蜂蜜，再把冰好的冰块与之混合，冰凉可口的绿豆鲜果汤就做好了。

■ 勿忘补钾

暑天出汗多，随汗液流失的钾离子也比较多，由此造成的低血钾现象，会引起人体倦怠无力、头昏头痛、食欲不振、中暑等症。

防止缺钾最有效的方法是多吃含钾食物，新鲜蔬菜和水果中含有较多的钾，可多吃些草莓、杏子、荔枝、桃子、李子等；蔬菜中有大葱、芹菜、毛豆等也富含钾。茶叶中亦含有较多的钾，热天多饮茶，既可消暑，又能补钾，可谓一举两得。

■ 勿暴饮暴食，少食冷饮

夏季暑热，肠胃功能受其影响而减弱，因此在饮食方面，就要调配好，有助于脾胃功能的增强。

1. 细粮与粗粮要适当搭配吃：一个星期应吃三餐粗粮，稀与干要适当安排；

2. 夏季以二稀一干为宜：早上吃面食、豆浆，中餐吃干饭，晚上吃粥；

3. 适当吃些冷饮或饮料祛暑降温。雪糕、冰砖等多用牛奶、糖等制成，不可食之过多。大部分饮料的营养价值不高，也少饮为好。

■ 一碗好粥，度一个好夏

在炎夏酷暑的季节，婴幼儿常会有一种长期发热的疾病，称为夏季热，又叫暑热症，最多见于6个月到3岁的婴幼儿。由于婴幼儿神经系统发育不完善，体温调节功能差，加之发汗机能不健全，以致排汗不畅，散热慢，难以适应夏季的酷热环境，造成发热持久不退。

宝宝得了夏季热，发热持续不退，天气愈热，体温愈高，一般发热长至两个月，伴有口渴、多饮、食欲减退、出汗不多，这也助长了体温增高，如不治疗，直到秋凉后才会痊愈。这里推荐几款食疗调养粥。

荷叶冬瓜粥

取新鲜的荷叶两张，洗净后煎汤500毫升左右，滤后取汁备用。冬瓜250克，去皮，切成小块状，加入荷叶汁及粳米30克，煮成稀粥，加白糖适量，早、晚服用。冬瓜可清热生津、利尿止渴，荷叶清热解暑，适用于发热不退、口渴、尿少的病儿。

蚕茧山药粥

取蚕茧10只，红枣10只，山药30克，糯米30克，白糖适量。先将蚕茧煎汤500毫升，滤液去渣，再将红枣去核，山药、粳米加入煮成稀粥，早晚各服一次。蚕茧止渴解毒，山药、红枣健脾和胃。适用于低热、神疲乏力、胃纳减退、大便溏薄患儿。

益气清暑粥

取西洋参1克，北沙参10克，石斛10克，知母5克，粳米30克。先将北沙参、石斛、知母用布包好加水煎30分钟，去渣留汁备用。再将西洋参研成粉末，与粳米加入药汁中煮成粥，加白糖调味，早晚服用。西洋参益气养阴，北沙参、石斛、知母养阴清热止渴，适用于发热持续不退、口渴、无汗或少汗的患儿。

夏季饮食调理，宝宝好胃口

夏季，万物生长繁荣茂盛。此时人体气机流畅，新陈代谢旺盛，皮毛疏松，容易出汗，消耗较大，加上宝宝生长发育迅速，需要较多营养。但因天气炎热，人们食欲降低，尤其是宝宝饮水过多，喜食冷饮品，更易引起食欲下降，胃口欠佳，往往达不到身体对营养的需求。

为解决这一矛盾，先要选择富有营养的食物，如豆浆、牛奶、瘦肉、鱼类、蛋类、粮食、蔬菜、水果等，合理分配于一日三餐或四餐的膳食中。烹调要注意保持色、香、味，款式要多样化，颜色要鲜美，味道清淡爽口，不宜太油腻，这样才能引起宝宝食欲，吃得多，吃得好，保证有足够的营养。

要经常提供一些消暑清热、健脾祛湿的保健食品给宝宝调理身体。

夏天出汗多，随着汗水的排出，丢失营养也多，适当吃些西瓜，不仅能补足丢失的水分，更能增加营养。特别是对忌口较多的肾脏病儿，西瓜汁中所含的蛋白酶，能把不溶性的蛋白质转化为可溶性的蛋白质，从而增加肾炎病人的营养，故西瓜是肾脏病人的良药。

西瓜：清热解暑，生津止渴。西瓜味虽甘美，但其性寒凉，故宝宝吃西瓜一次量不宜过多，以免引起果冷伤脾，胃口减退。体弱的婴幼儿，更需注意。

西瓜蜜汁

材料： 西瓜100克，凉开水100毫升，蜂蜜一勺。

将西瓜去皮后切成块，西瓜块和蜂蜜一起放入搅拌机中搅拌均匀。倒入杯中后，加入凉开水继续搅拌，搅拌均匀后即可食用。

营养提示： 本款饮品色泽红润，清冽甘甜。其中，西瓜含有丰富的维生素C和水分，属凉性水果，具有清热的作用，可缓解各种暑热疾病。

龟苓汤

作用： 滋阴、清热、祛湿毒。常饮龟苓汤，对皮肤疖疮、慢性湿疹有辅助治疗的作用。一般宝宝饮用此汤，可预防和减轻生痱子、疖疮。

组成、用量： 乌龟1只约250克，鲜土茯苓60克，云苓30克。

做法、食法： 宰杀乌龟前，为使龟尿排泄干净，先将龟放入盛有冷水的锅中，盖好盖后加热至水沸，龟尿自然排净。将龟剖开内脏。鲜土茯苓洗净、切片，云苓打碎。然后将三种物料同放入沙锅中，加适量清水熬4小时，去渣，加盐或糖调味，即可食用。

老黄瓜煲猪肉

作用： 消热清暑，祛大肠湿毒，降压利尿。适用于暑热烦渴、口干不欲食者。儿童夏天食用，清热消暑。

组成、用量： 老黄瓜1个（约500克），猪肉250克。

烹调、食法： 老黄瓜去瓤，切大块与猪肉同放入锅内，煲2小时，以盐调味，便可食用。

节瓜鲩鱼尾汤

作用： 健脾开胃，消暑解渴。适合小儿夏天口干、食欲不振。一般儿童饮用可开胃佐膳。

组成、用量： 节瓜（毛瓜）1个（约250克）、鲩鱼尾约150克。

烹调、食法： 节瓜去皮，切成小块；鲩鱼尾去鳞、洗净，用少

许食油煎至淡黄色，加入适量开水，与节瓜同放入沙锅中，煲50分

钟，以食盐调味，便可食用。

儿童秋季饮食原则及营养食谱

■进入秋季，要为宝宝补营养

宝宝的营养本是一年四季都应关注的大事，何以在秋天到来时要特别强调呢？其实道理很简单，因为夏季炎热的气候会使宝宝的食欲大减，几乎所有的宝宝在夏季吃的还不及平时正常食量的一半。而且高温天气也会影响孩子的睡眠效果，营养和睡眠是时值生长旺季的宝宝最需要的东西，而刚过去的将近3～4个月低质量的饮食和睡眠几乎使宝宝的发育生长处于"休眠"状态，发育的速度明显减慢。调查资料发现：儿童秋季的血色素普遍低于夏季，身高与体重的增长则是一年中的最低点。

秋天适宜的气候会使宝宝的机体逐渐恢复到良好的运作状态，食欲与消化功能自动调节到正常的水平。细心的爸爸妈妈可以发现，以前食量不大的宝宝这些天忽然胃口大开，吃饭的速度也好像比以前快多了。不要以为这是宝宝经过教育后的进步，其实是由于气候造成的自然反应——夏季损失的要在秋天补回来。爸爸妈妈应该抓住这个天赐的良机强化宝宝的日常营养补充。

对于3岁以下的小宝宝除了

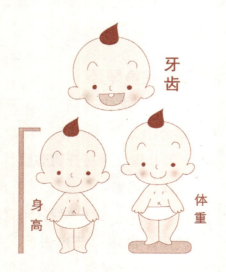

牙齿

身高

体重

适当增加蔬菜、豆制品、鸡蛋和肉类以外还需要增加牛奶的摄入量。因为牛奶中除了丰富的蛋白质、氨基酸、磷、钙和不饱和脂肪酸等多种宝宝生长急需的营养物质以外，还含有一定量的水分。多喝牛奶能适时地为宝宝补充营养和水分，这在气候干燥的秋季对宝宝也是十分有益的。

■ 早秋饮食重养胃

经历了漫长的酷热夏季，人们由于频饮冷饮，常吃冰冻食品，多有脾胃功能减弱的现象，特别是体虚者，此时骤用补药或补品势必难以消化吸收。所以，秋季进补之前，脾胃应有一个调整适应的阶段。可先补食一些既富有营养，又易消化的食物，以调理脾胃功能，如鱼、各种动物瘦肉、禽蛋以及山药、红枣、莲藕等。

此外，奶制品、豆类及新鲜蔬菜、水果均宜多吃，药食兼优的菱角、板栗也是调理脾胃的佳品，它们均含有碳水化合物、蛋白质及多种维生素，具有补中益气、开胃止渴、固肾养精等功效。

■ 中秋饮食重润肺

肺是人体重要的呼吸器官，是人体真气之源，肺气的盛衰关系到寿命的长短。中秋时节气候干燥，很容易伤及肺阴，使人患鼻干喉痛、咳嗽胸痛等呼吸疾病，所以饮食应注意养肺。

秋季滋阴润燥的食物有：银耳、甘蔗、燕窝、梨、芝麻、藕、菠菜、鳖肉、乌骨鸡、猪肺、豆浆、饴糖、鸭蛋、蜂蜜、龟肉、橄榄。此外还可适当食用一些药膳，如：参麦团鱼、蜂蜜蒸百合、橄榄酸梅汤等。

■ 深秋饮食重强身

深秋饮食以滋阴润燥为原则，在此基础上，每日中、晚餐喝些健身汤，一方面可以渗湿健脾、滋阴防燥，另一方面还可以进补营养、强身健体。

秋季常食的汤类有：百合冬瓜汤、猪皮番茄汤、山楂排骨汤、鲤鱼山楂汤、鲢鱼头汤、鳝鱼汤、赤豆鲫鱼汤、鸭架豆腐汤、枸杞叶豆腐汤、平菇豆腐汤、平菇鸡蛋汤、冬菇紫菜汤等。

■ 提高免疫力的幼儿秋季食谱

秋冬季是儿童体重迅速增加的季节，但同时它也是各种传染病多发季节。为了增强儿童的免疫力，孩子的食物以优质蛋白质为主，以增强儿童的抵抗力；同时，补充矿物质、维生素，弥补夏季大量出汗；适当补充含热量高的食物，增加热量抵御寒冷。因此，在食物的选择上可考虑增加一些像牛肉、鱼、鸡等肉类食品或豆制品；食物在制作方法上多采取炖、炒、烧等方法，多补充一些汤水，以减缓气候干燥对孩子的不良影响。当然，新鲜水果和蔬菜是宝宝一年任何时期都不能被忽略的。

炖排骨

制作方法： 新鲜的排骨洗净切成小块，加冷水、姜、葱、大料、少量的醋，用高压锅煮30~40分钟。取炖好的排骨加在宝宝的粥或面条中烹调食用，或直接吃肉，或加菜食用。

营养提示： 肉、骨头和汤一起吃。既可补充优质蛋白质，同时也可补充钙、磷等矿物质。一些妈妈误认为排骨的营养经过长时间的炖煮已完全融入汤中，其实是不正确的认识。

虾仁蛋饺

制作方法： 新鲜的虾仁洗净加入盐、姜、葱、料酒等佐料，放蒸锅内蒸15分钟后待用。生鸡蛋打开盛在小碗中调匀。将鸡蛋液摊在炒锅中，待上面鸡蛋尚未凝固时加入虾仁，然后把鸡蛋对折成半月形，翻面煎一下即可取出待用。水开后，加入青叶蔬菜和蛋饺，稍加煮沸即可食用。

营养提示： 虾仁和鸡蛋都是优质蛋白质食物，虾仁同时含有大量的矿物质，容易被消化吸收，是儿童最佳补充蛋白质食品。绿叶蔬菜可补充维生素和矿物质。

鱼泥豆腐羹

将鱼肉洗净加盐、姜，上蒸锅蒸熟后去骨刺、捣烂成鱼泥。将水烧开加入少量的盐，放入切成小块的嫩豆腐，煮沸后加入鱼泥，再加入少量的淀粉、香油、葱花成糊状即可。

　　鱼肉含水分高、肌纤维短，容易消化吸收。鱼肉和豆腐都是高蛋白食品，有助于增强儿童的抵抗力，促进儿童的生长发育。

猪血豆腐青菜汤

　　猪血、豆腐切成小块，青菜洗净切碎。水开后，先加入少量的虾皮、盐，再加入豆腐、青菜、猪血，煮3分钟，加调料即可。

　　猪血是补铁的优秀食品，它具有含铁丰富、易吸收、价廉物美等优点。虾皮含有大量的钙、磷，是儿童的补钙食品。

　　另外，这些饮食在冬季同样适合宝宝食用，所起的功效也都大致相同。

儿童冬季饮食原则及营养食谱

冬季如何保证宝宝营养

　　冬季，气候寒冷，人体受寒冷气温的影响，机体和食欲均会发生变化。因此，合理地调整饮食，保证人体必需营养素的充足，对提高幼儿的机体免疫功能是十分必要的。

　　小儿冬天的营养应以增加热能为主，可适当多摄入富含碳水化合物和脂肪的食物，还应摄入充足的蛋白质，如瘦肉、鸡蛋、鱼类、乳类、豆类及其制品等。这些食物所含的蛋白质不仅便于人体消化吸收，而且富含必需氨基酸，营养价值较高，可增加人体耐寒和抗病能力。

　　冬天，又是蔬菜的淡季，蔬菜的数量既少，品种也比较单调，尤其是我国北方，这一现象尤为突出。一个冬季过后，人体容易出现维生素不足。预防的方法应扩大食源。可适当吃些薯类，如红薯、马铃薯等。红心甘薯含有较多胡萝卜素。也可在烹饪中合理搭配圆白菜、心里美萝卜、白萝卜、胡萝卜、黄豆芽、油菜等，以补充人体对维生素的需要。

　　冬天的寒冷可影响到人体的营养代谢。在日常饮食中可多吃一些瘦肉、肝、蛋、豆制品和虾皮、虾米、海鱼、紫菜、海带等海产品，以及芝麻酱、豆制品、花生、核桃、赤豆、芹菜、橘子、香蕉等食物。

冬季是最适宜滋补的季节，对于营养不良、抵抗力低下的儿童更宜进行食补，食补有药物所不能替代的效果。冬令食补，应供给富含蛋白质、维生素和易于消化的食物。可选食：粳米、籼米、玉米、小麦、黄豆、赤豆、豌豆等谷豆类；菠菜、韭菜、萝卜、黄花菜等蔬菜；牛肉、羊肉、兔肉、鸡肉、猪肚、猪肾、猪肝及鳝鱼、鲤鱼、鲢鱼、鲫鱼、虾等肉食；橘子、椰子、菠萝、莲子、大枣等果品。

■ 宝宝的冬季食谱

油炒面

以动物油(猪油、牛油等)或植物油与面粉在铁锅里煸炒，然后将核桃仁、花生仁等放入其中，炒成微黄色即可。食用时用开水冲成糊状，加入少许糖，其味香甜。

萝卜丝烧饼

将标准粉加面肥用温水和匀，将面发好后，加碱适量揉匀。萝卜切成细丝，撒上适量精盐，然后把水沥干。把猪板油切成丁，加大葱末、萝卜丝、精盐拌匀成馅备用。把面皮抹上馅包好，捏紧口，擀成饼，如有芝麻蘸上一些更好，用手稍微一按，以急火烤烙即可。

五仁包子

面粉发酵后调好碱，搓成一个一个小团子，做成圆皮备用。将核桃仁、莲子、瓜子仁切碎，加炒好的黑芝麻、红丝、白糖、大油，拌匀。面皮包上馅后，把口捏紧，然后上笼用急火蒸15分钟即可。

炸胡萝卜盒

将粗的胡萝卜切成约0.2厘米厚的连刀片，用开水烫一下待用。以葱、姜、酱油、盐等将肥瘦猪肉馅调好味。把肉馅夹入胡萝卜内，在面粉糊中蘸过，放入油中炸成金黄色即可。

🍲 鱼肉馅饺子

将鱼去皮，剔出鱼刺，把鱼肉剁成泥状，然后放入甜酱、葱花、姜末、料酒、味精、盐、熟花生油、香油、白菜叶末(去水)，搅拌均匀即可包饺子。

■ 宝宝的驱寒强身食谱

🍲 沙嗲牛排

主料：牛精肉250克。

配料：洋葱25克，鸡蛋1只。

调料：精制油、葡萄酒、沙嗲酱适量。盐、酱油、白糖、水淀粉少许。

制作方法：

1.洋葱洗净切成末，加入洗净剁成茸的牛肉中，并加盐、酱油、白糖少许，鸡蛋1只，葡萄酒数滴，水淀粉少许，拌和均匀，平铺在涂油的盘中，上笼蒸成牛肉饼，冷却后改刀成小牛肉排，排列于盆中。

2.炒锅加热，放入少许油，煸炒洋葱出香味，放入沙嗲酱，加少许汤汁、酱油、白糖稍煮片刻，加入水淀粉勾芡，淋在小牛肉排上。

特点：鲜嫩滑口，香味独特。

营养功效：

牛肉中所含蛋白质较猪肉高，更具有强身健体、增暖驱寒的效用。

饮食宜忌：

牛肉与栗子不可同煮同食，否则会影响补益功效，有的还会产生不良反应，因此，尽量不要搭配食用。

🍲 红枣木耳汤

主料：红枣、木耳。

配料：冰糖10克。

制作方法：

1.将木耳泡发后洗净，撕成小片；红枣洗净去核。

2.坐锅，将木耳、红枣、冰糖同放入锅内，加入适量的清水，煮沸后改小火至红枣、木耳熟烂即可。

特点：甜香滑润，味美可口。

营养功效：缺乏维生素C会影响机体的造血功能。因为维生素C不在机体内储存，所以每天都应摄入一定量的维生素C，红枣被称为"活的维生素丸"，红枣含有多种维生素，也是含维生素C非常高的食物之一，不妨对缺铁性贫血的患儿，多补充些红枣，这将会有利于小儿的健康。

饮食禁忌：

红枣不宜生吃，容易引起腹泻。水煮吃是明智之举，因为这样不会改变进补的药效。

海参冬菇炖排骨

主料：海参10克，排骨50克，冬菇20克。

配料：食盐2克，黄酒适量。

调料：黄酒适量，大料、葱段、姜片少许。

制作方法：

1.将发好的海参洗净，切成1.5厘米见方的块，放入沸水中焯一下，捞出后，沥干水分备用。

2.将冬菇发泡后洗净，去蒂，切成小块。

3.将排骨洗净，剁成1.5厘米长的小段，用沸水焯一下，捞出

沥干水分。

4.坐锅，加入适量的清水，将排骨块、海参、冬菇、黄酒、葱段、姜片、大料一同放入锅中，大火烧开，小火炖至熟烂后再加入食盐即可。

特点：鲜美爽滑、味道香醇。

营养功效：海参的种类较多，其补益作用类似人参，故名海参。海参含有的钙极高，有助于人体生长发育，增强机体的免疫力；海参中微量元素钒的含量居各种食物之首，可以参与血液中铁的输送，增强造血功能。

饮食禁忌：

食用海参应该先用40℃的温水泡软，剪开海参体，除去内脏，洗去泥沙，再用开水煮10分钟左右取出连水倒在碗内，并且盖好，再浸泡3~4个小时，煮沸，即可烹制食用。经过这样的处理，再给儿童吃比较安全。